专家与您面对面

白血病

主编 / 齐国海

中国医药科技出版社

图书在版编目（CIP）数据

白血病 / 齐国海主编 . -- 北京：中国医药科技出版社，2016.1
（专家与您面对面）
ISBN 978-7-5067-7671-4

Ⅰ.①白… Ⅱ.①齐… Ⅲ.①白血病-防治 Ⅳ.① R733.7

中国版本图书馆 CIP 数据核字 (2015) 第 144308 号

专家与您面对面——白血病

美术编辑 陈君杞
版式设计 大隐设计

出版 中国医药科技出版社
地址 北京市海淀区文慧园北路甲 22 号
邮编 100082
电话 发行：010-62227427 邮购：010-62236938
网址 www.cmstp.com
规格 880×1230mm $^1/_{32}$
印张 3 $^3/_4$
字数 60 千字
版次 2016 年 1 月第 1 版
印次 2016 年 1 月第 1 次印刷
印刷 三河市汇鑫印务有限公司
经销 全国各地新华书店
书号 ISBN 978-7-5067-7671-4
定价 19.80 元
本社图书如存在印装质量问题请与本社联系调换

内容提要

　　白血病怎么防？怎么治？本书从"未病先防，既病防变"的理念出发，分别从基础知识、发病信号、鉴别诊断、综合治疗、康复调养和预防保健六个方面进行介绍，告诉您关于白血病您需要知道的有多少，您能做的有哪些。

　　阅读本书，让您在全面了解白血病的基础上，能正确应对白血病的"防"与"治"。本书适合白血病患者及家属阅读参考，凡患者或家属可能存在的疑问，都能找到解答，带着问题找答案，犹如专家与您面对面。

专家与您面对面

丛书编委会（按姓氏笔画排序）

前言

"健康是福"已经是人尽皆知的道理。有了健康，才有事业，才有未来，才有幸福；失去健康，就失去一切。那么什么是健康？健康包含三个方面的内容，身体好，没有疾病，即生理健康；心理平衡，始终保持良好的心理状态，即心理健康；个人和社会相协调，即社会适应能力强。健康不应以治病为本，因为治病花钱受罪，事倍功半，是下策。健康应以养生预防为本，省钱省力，事半功倍，乃是上策。

然而，污染的空气、恶化的水源、生活的压力等等，来自现实社会对健康的威胁却越来越令人担忧。没病之前，不知道如何保养，一旦患病，又不知道如何就医。基于这种现状，我们从"未病先防，既病防变"的理念出发，邀请众多医学专家编写了这套丛书。丛书本着一切为了健康的目标，遵循科学性、权威性、实用性、普及性的原则，简明扼要地介绍了 100 种疾病。旨在提高全民族的健康与身体素质，消除医学知识的不对等，把健康知识送到每一个家庭，帮助大家实现身心健康的理想。本套丛书的章节结构如下。

第一章 疾病扫盲——若想健康身体好，基础知识须知道；

第二章 发病信号——疾病总会露马脚，练就慧眼早明了；

第三章 诊断须知——确诊病症下对药，必要检查不可少；

第四章 治疗疾病——合理用药很重要，综合治疗效果好；

第五章 康复调养——三分治疗七分养，自我保健恢复早；

第六章 预防保健——运动饮食习惯好，远离疾病活到老。

按照以上结构，作者根据在临床工作中的实践体会，和就诊时患者经常提出的一些问题，对100种常见疾病做了系统的介绍，内容丰富，深入浅出，通俗易懂。通过阅读，能使读者在自己的努力下，进行自我保健，以增强体质，减少疾病；一旦患病，以利尽早发现，及时治疗，早日康复，将疾病带来的损害降至最低限度。一书在手，犹如请了一位与您面对面交谈的专家，可以随时为您答疑解惑。丛书不仅适合患者阅读，也适用于健康人群预防保健参考所需。限于水平与时间，不足之处在所难免，望广大读者批评、指正。

编者

2015 年 10 月

目录

第1章　疾病扫盲
——若想健康身体好，基础知识须知道

第2章 发病信号
——疾病总会露马脚，练就慧眼早明了

第3章 诊断须知
——确诊病症下对药，必要检查不可少

第4章 治疗疾病
——合理用药很重要，综合治疗效果好

第 1 章

疾病扫盲

若想健康身体好，基础知识须知道

🧑 什么是白血病

白血病（Leukemia）是一类造血干细胞的恶性克隆性疾病，因白血病细胞自我更新增强、增殖失控、分化障碍、凋亡受阻，而停滞在细胞发育的不同阶段。在骨髓和其他造血组织中，白血病细胞大量增生累积，使正常造血受抑制并浸润其他器官和组织。

根据白血病细胞的成熟程度和自然病程，将白血病分为急性和慢性两大类。急性白血病（AL）的细胞分化停滞在较早阶段，多为原始细胞及早期幼稚细胞，病情发展迅速，自然病程仅几个月。慢性白血病（CL）的细胞分化停滞在较晚的阶段，多为较成熟幼稚细胞和成熟细胞，病情发展缓慢，自然病程为数年。其次，根据主要受累的细胞系列可将急性白血病分为急性淋巴细胞白血病（Acute Lymphoblastic Leukemia，ALL）和急性髓细胞白血病（Acute Myeloid Leukemia，AML）；慢性白血病则分为慢性髓细胞白血病（Chronic Myeloid Leukemia，CML）、慢性淋巴细胞白血病（Chronic Lymphoblastic Leukemia，CLL）及不常见类型的白血病，如毛细胞白血病（Hairy Cell Leukemia，HCL）、幼淋巴细胞白血病（Prolymphocyte Leukemia，PLL）等。

白血病的发病情况

我国白血病发病率约为 2.76 ： 100000。在恶性肿瘤所致的死亡率中，白血病居第 6 位（男）和第 8 位（女），儿童及 35 岁以下成人中，则居第 1 位。

我国急性白血病比慢性白血病多见（约 5.5 ： 1），其中急性髓细胞白血病最多（1.62 ： 100000），其次为急性淋巴细胞白血病（0.69 ： 100000），慢性髓细胞白血病（0.36 ： 100000），慢性淋巴细胞白血病少见（0.05 ： 100000）。男性发病率略高于女性（1.81 ： 1）。成人急性白血病中以急性髓细胞白血病多见。儿童以急性淋巴细胞白血病多见，慢性髓细胞白血病随年龄增长而发病率逐渐升高。慢性淋巴细胞白血病在 50 岁以后发病才明显增多。

我国白血病发病率与亚洲其他国家相近，低于欧美国家。尤其是慢性淋巴细胞白血病不足白血病的 5%，而在欧美国家则占 25% ~ 30%。

白血病发病的生物因素

人类白血病的病因尚不完全清楚。生物因素主要是病毒和免疫功能异常。成人 T 细胞白血病 / 淋巴瘤（ATL）可由人类 T 淋巴细胞病毒 1 型（HTLV-1）所致。病毒感染机体后，作为内源性病毒整合并潜伏在宿主细胞内，一旦在某些理化因素作用下，即被激活表达而诱发白血病；或作为外源性病毒由外界以横向方式传播感染，直接致病。部分免疫功能异常者，如某些自身免疫性疾病患者，患白血病危险度会增加。

白血病发病的物理因素

包括 X 射线、γ 射线等电离辐射。早在 1911 年首次报道了放射工作者发生白血病的病例。据国外调查的资料证实，1929—1942 年放射科医生白血病的发病率为非放射科医生的 10 倍，而后随着对防护的重视和防护措施的不断完善，发病率逐渐减少。日本广岛及长崎受原子弹袭击后，幸存者中白血病发病率比未受照射的人群高 30 倍和 17 倍，患者多为急性白血病和慢性髓细胞白血病。此外，过去对强直性脊柱炎用放射治疗，真性红细胞增多症用 ^{32}P 治疗，其白血病发病率也较对照组高。研究表明，大面积和大剂量照射可使骨髓抑制和机体免疫力下降，DNA 突变、断裂和重组，导致白血病的发生。

白血病发病的化学因素

多年接触苯以及含有苯的有机溶剂与白血病发生有关。早年制鞋工人（接触含苯胶水）的发病率高达正常人群的 3 ~ 20 倍。有些药物可损伤造血细胞引起白血病，如氯霉素、保泰松所致造血功能损伤者发生白血病的危险性显著增高；乙双吗啉是乙亚胺的衍生物，具有极强的致染色体畸变和致白血病作用，与白血病发生有明显关系。抗肿瘤药物中烷化剂和拓扑异构酶 II 抑制剂被公认为有致白血病的作用。化学物质所致的白血病以急性髓细胞白血病为多。

白血病发病的遗传因素

家族性白血病约占白血病的千分之七。单卵孪生子，如果一个人发生白血病，另一个人的发病率为 1/5，比双卵孪生者高 12 倍。唐氏综合征有 21 号染色体三体改变，其白血病发病率达 1/2000，比正常人群高 20 倍。先天性再生障碍性贫血、布卢姆综合征、共济失调 – 毛细血管扩张症及先天性免疫球蛋白缺乏症等白血病发病率均较高，表明白血病与遗传因素有关。

哪些血液病可以发展为白血病

某些血液病最终可能发展为白血病，如骨髓增生异常综合征、淋巴瘤、多发性骨髓瘤、阵发性睡眠性血红蛋白尿症等。

白血病发生的两个阶段

（1）各种原因所致的单个细胞原癌基因决定性的突变，导致克隆性的异常造血细胞生成。

（2）进一步的遗传学改变可能涉及一个或多个癌基因的激活和抑癌基因的失活，从而导致白血病。

通常理化因素先引起单个细胞突变，之后因机体遗传易感性和免疫力低下、病毒感染、染色体畸变等激活了癌基因（如 ras 家族），并使部分抑癌基因失活（如 p53 突变或失活）及凋亡抑制基因（如 Bcl-2）过度表达，导致突变细胞凋亡受阻，恶性增殖。

什么是急性白血病

急性白血病是造血干细胞的恶性克隆性疾病，发病时骨髓中异常的原始细胞及幼稚细胞（白血病细胞）大量增殖并抑制正常造血，广泛浸润肝、脾、淋巴结等各种脏器。表现为贫血、出血、感染和浸润等症状。

急性白血病的分类

国际上常用的法美英 FAB 分类法将急性白血病分为急性淋巴细胞白血病及急性髓细胞白血病两大类。

（1）急性髓细胞白血病共分为 8 型

① M_0（急性髓细胞白血病微分化型）。骨髓原始细胞 >30%，无嗜天青颗粒及 Auer 小体，核仁明显，光镜下髓过氧化物酶（MPO）及苏丹黑 B 阳性细胞 <3%；在电镜下，髓过氧化物酶阳性；CD33 或 CD13 等髓系标志可呈阳性，淋系抗原通常为阴性。血小板抗原阴性。

② M_1（急性粒细胞白血病未分化型）。原粒细胞（Ⅰ型＋Ⅱ型，原粒细胞质中无颗粒为Ⅰ型，出现少数颗粒为Ⅱ型）占骨髓非红系有核细胞（NEC，指不包括浆细胞、淋巴细胞、组织嗜碱细胞、巨噬细胞及所有红系有核细胞的骨髓有核细胞计数）的 90% 以上，其中至少 3% 以上细胞为髓过氧化物酶阳性。

③ M_2（急性粒细胞白血病部分分化型）。原粒细胞占骨髓非红

系有核细胞的 30% ~ 89%，其他粒细胞 >10%，单核细胞 <20%。

④ M_3（急性早幼粒细胞白血病）。骨髓中以颗粒增多的早幼粒细胞为主，此类细胞在骨髓非红系有核细胞中 >30%。

⑤ M_4（急性粒 – 单核细胞白血病）。骨髓中原始细胞占骨髓非红系有核细胞的 30% 以上，各阶段粒细胞占 30% ~ 80%，各阶段单核细胞 >20%。M_4 Eo（AML with eosinophilia）除上述 M_4 型各特点外，嗜酸性粒细胞在骨髓非红系有核细胞中 ≥ 5%。

⑥ M_5（急性单核细胞白血病）。骨髓非红系有核细胞中原单核、幼单核及单核细胞 ≥ 80%。如果原单核细胞 ≥ 80% 为 M_5a，< 80% 为 M_5b。

⑦ M_6（红白血病）。骨髓中幼红细胞 ≥ 50%，骨髓非红系有核细胞中原始细胞（Ⅰ型＋Ⅱ型）≥ 30%。

⑧ M_7（急性巨核细胞白血病）。骨髓中原始巨核细胞 ≥ 30%。血小板抗原阳性，血小板过氧化酶阳性。

（2）急性淋巴细胞白血病共分为 3 型

① L_1。原始和幼淋巴细胞以小细胞（直径 ≤ 12μm）为主。

② L_2。原始和幼淋巴细胞以大细胞（直径 > 12μm）为主。

③ L_3（Burkitt 型）。原始和幼淋巴细胞以大细胞为主，大小较一致，细胞内有明显空泡，胞质嗜碱性，染色深。

世界卫生组织髓系和淋巴肿瘤分类法（2001年）将患者临床特点与形态学（Morphology）和细胞化学、免疫学（Immunology）、细胞遗传学（Cytogenetics）和分子生物学（Molecular biology）结合起来，形成 MICM 分型。如急性早幼粒细胞白血病的诊断，更强调染色体核型和分子生物学结果。在 FAB 分类基础上，增设了有特定细胞遗传学和基因异常的急性髓细胞白血病、伴多系增生异常的急性髓细胞白血病和治疗相关的急性髓细胞白血病等三组白血病亚型。

什么是慢性髓细胞白血病

慢性髓细胞白血病，是一种发生在多能造血干细胞上的恶性骨髓增生性疾病（获得性造血干细胞恶性克隆性疾病），主要涉及髓系。外周血粒细胞显著增多并有不成熟性，在受累的细胞系中，可找到 Ph 染色体和 BCR-ABL 融合基因。病程发展缓慢，脾脏肿大。由慢性期（CP）、加速期（AP）和最终急变期（BP/BC）。

什么是慢性淋巴细胞白血病

慢性淋巴细胞白血病（CLL），是一种单克隆性小淋巴细胞疾病，细胞以正常或高于正常的速率复制增殖，大量积聚在骨髓、血液、淋巴结和其他器官，最终导致正常造血功能衰竭的低度恶性疾病。这类细胞形态上类似成熟淋巴细胞，其实是一种免疫学不成熟的、功能不全的细胞。慢性淋巴细胞白血病绝大多数起源于 B 细胞，T 细胞者较少。本病在欧美各国是最常见的白血病，而在我国、日本及东南亚国家较少见。

八类人容易得白血病

白血病是一种比较严重的疾病，很多人都谈之色变，预防和防范这种疾病是一个重要的方面。专家指出：白血病是多因素共同作用于机体产生的结果，根据研究表明，具有以下情况者，其白血病的发生率可能高于普通人。

（1）近亲结婚所生子女。近亲结婚的后代，遗传性疾病的发病率比非近亲结婚的后代高出 150 倍，这些孩子经常会发生染色体变异，因此更容易患上白血病。

（2）具有化学药物、毒物接触史。生活在油田、化工厂附近，或长期接触化工制剂的人群更易患病。

（3）与汽油长期接触。汽车驾驶员与含苯的汽油长期接触，造成患白血病的概率增高。因此，长期开车的人应经常到医院检查血常规，如果过去血常规正常，在开车后出现白细胞下降，又不是病毒感染或其他原因所致，就说明对苯很敏感，要格外小心。

（4）长期接触染发剂。临床上发现，白血病患者通常有长期染发的历史。在这点上，儿童、老年人与怀孕妇女尤其需要注意。

（5）有用违禁药物治疗牛皮癣、类风湿史。很多治疗牛皮癣、类风湿的所谓"祖传秘方"中，都含有大量的乙亚胺、乙双吗啉，它们是诱发白血病的罪魁祸首。

（6）长期滥用减肥药物。一些爱美的女孩子为了追求苗条，会大量服用配方不明的减肥药物。其实她们不知道，这种行为已悄悄地将其带进了白血病的陷阱。

（7）大量吸入装修污染气体。据检测，各种板材、乳胶漆和新的家具等，都含有化学合成物质，这些物质可逐渐释放出有毒气体。这也是长期生活在新装修的环境里，容易发生白血病的原因。

（8）曾受到过辐射者。照射 X 线或 γ 射线后，由于接受大量放射性元素，也会诱发白血病。

有以上情况的人群要注意警惕白血病的发生，要尽量避免以上情况。一旦发现了白血病的症状就要及时进行治疗。

⚕ 儿童常吃香肠容易患白血病吗

　　研究发现，儿童常吃熏肉、香肠、腊肠、咸鱼等经加工处理的肉类食品，患白血病的概率将会提高。反之，那些经常食用蔬菜或黄豆产品的儿童，患癌的风险较少吃蔬菜者减少一半。来自美国哈佛公共卫生学院的一组研究人员发现，在 515 名中国台湾儿童和青少年当中，每周食用这些经加工处理的肉类食品超过一次，患白血病的概率比一般人高出 74%。

　　食品在加工处理过程中，厂家除了在这些肉品中加入盐和糖，也添加了一种称为亚硝酸盐的化学物质。亚硝酸盐会引发致癌物质亚硝胺的产生。蔬菜和黄豆产品则含有抗氧化剂，有助于化解这类致癌物质。因此，研究人员建议，儿童应尽量少食用这类能致癌的食品。

⚕ 患白血病也许与杀虫剂有关

　　美国一项研究发现，白血病患儿的尿液中含有较多的家用杀虫剂代谢物，这表明儿童患白血病可能与接触家用杀虫剂有关。

　　儿童是白血病的高发人群，其原因除了儿童的免疫功能比较弱外，室内装饰材料散发的有害气体、用药不当、食物中防腐剂超标、蔬菜上残存的大量农药、鱼禽肉蛋中的药物都是不能忽略的因素。

美国研究人员对 41 对急性淋巴细胞白血病患儿和他们的母亲以及 41 对健康儿童及其母亲进行了调查，结果发现，白血病患儿的尿液样本中杀虫剂代谢物二乙基硫代磷酸酯和二乙基二硫代磷酸酯水平较高。

调查发现，33% 的患儿母亲表示在家中使用过杀虫剂，而健康一组中只有 14% 的母亲说曾在家中使用杀虫剂。杀虫剂很容易通过呼吸和皮肤被人体吸收。研究人员表示，至少 85% 的家庭中都存有杀虫剂，不过并非所有这些家庭的孩子都患白血病。

父母该如何让孩子远离白血病呢

（1）让儿童在空气清新时多做户外活动，以增强免疫能力。

（2）平时在饮食方面要做到饮食搭配合理，防止酸性体质的出现危害儿童的健康。

（3）减少儿童在污染环境里的活动时间。

（4）儿童生病时，不应擅自滥用药物，儿童少吃加工小食品，蔬菜瓜果要清洗干净后再食用，能去皮的尽量去皮后食用。

家长如发现孩子有贫血、浑身无力、脸煞白、不明原因的发热、出血等症状，要立即带孩子到医院的血液专科进行检查。

四大诱因极易导致儿童白血病

据流行病学统计，我国，每年新增白血病患儿约 1.6 万～2 万人，小于 10 岁小儿白血病的发病率为 2.28/100000，且任何年龄段均可发病。

我国某省每年新增白血病病例约 300 例，而接受治疗的患儿不到 10%。很多孩子在这个年龄正是无忧无虑、天真烂漫的时候，可患了白血病的孩子却再也快乐不起来了。

越来越多的迹象表明，近年来，儿童成了白血病的高发人群，北京某血液病肿瘤研究所一年就收治了 1500 多例儿童血液病患者，其中白血病患者高达 80%。来自全国各地医院的统计数据也在支持着这个结论。

那么谁是儿童白血病的罪魁祸首？

（1）最主要的一个诱因是病毒，如人类体细胞白血病病毒，这种病毒可以激活致癌基因，引起白血病发生。

（2）化学因素，从目前临床和研究的情况看，苯是最直接引起白血病的化学物质。比如长期与苯接触的人群，成为白血病的高发人群。另外，长期接触汽油等其他化学产品，也可能导致白血病。

（3）物理因素，如接触放射线。

（4）遗传因素，但目前这种因素在临床患白血病的人群中，表现不明显。

目前尚未找到预防白血病的良好方法，父母凡发现孩子有不明原因的发热，贫血，出血，肝脾和淋巴结肿大，肌肉、关节疼痛或胸骨压痛，齿龈肿胀糜烂久治不愈，皮肤出现紫癜、瘀斑，或不明原因白细胞量增高等现象，应及早带孩子就医，做血液病的全面检查。

输血会不会感染白血病

白血病，从名字上就可以看出，这种疾病的产生是由于红细胞不断地减少，或者说本身的造血功能减退或者消失的一种症状。一般除了药物治疗方式以外，还要帮助患者输入血液，以保证患者能够有足够的血液来循环工作。很多献血的人担心：输血会感染上白血病么？

输血虽在极少数情况下可引起某些传染病（血源性病毒性疾病，如乙型肝炎、丙型肝炎及艾滋病、疟疾等）的传播，但至今国内外尚无因输血而导致白血病的报道。

当然我们也不能完全排除某些人由于输入了某些特殊病毒，如嗜人类 T 淋巴细胞 –1 型病毒（HTLV–1）污染的血制品后，由于病毒所含的逆转录 RNA 在宿主 T 淋巴细胞内转变为原病毒 DNA，并进一步整合到宿主 T 细胞的 DNA 链中，通过激活细胞自身的癌基因，最终导致 T 细胞呈恶性增殖，进而发展为白血病，这些人往往有其内在的因素。

输血会感染白血病的疑问已经有了答案。但是如果有些人在输血的时候，因为工作人员的疏忽，将一些病毒输入体内，那就另当别论了。所以提醒广大的献血朋友，一定要到正规的医院去进行献血处理，否则发生后果将是非常严重的。

白细胞高就是白血病吗

白细胞高是不是白血病？近来总有朋友咨询类似这样的问题，白细胞高有可能是白血病，但是仅有白细胞高并不能确定是不是。白细胞高是白血病的一种症状。

一般人的白细胞升高首先考虑炎症，但很少有人能升高到 2 万以上，因此医生怀疑白血病是正确的，但白血病可以通过血常规镜下的白细胞分类做初步鉴定。白血病患者白细胞升高，患者的血液标本在显微镜下可以看到大量原始和幼稚的粒细胞或淋巴细胞，如果血常规标本镜下检查没有发现幼稚细胞，那么基本上可以排除白血病的可能。另外白血病患者粒细胞（白细胞）的组成成分也不同，体内有感染的患者白细胞中中性粒细胞高，白血病患者的白细胞则通常是淋巴细胞高。也可以通过做骨髓检查作进一步的确诊。

白血病会传染吗

答案是否定的，白血病是不会传染的。白血病是造血系统的恶性肿瘤，其特征是骨髓、淋巴结等造血系统中一种或多种血细胞成分发生恶性增殖，并浸润体内各脏器组织，导致正常造血组织细胞受抑制，产生各种症状。

其实白血病也是由于血液细胞在"讨厌"的恶环境中，长期受折磨而造成的一种疾病。由此可见，西医学所猜测的原子放射能、化学物质等都会成为发病的起因也是有道理的。

作为血液性疾病，白血病有很大的可能性是由于白细胞中的T淋巴细胞失常而导致的疾病。随着T淋巴细胞衰弱，造成免疫力下降，可能引起病毒性感染，也无法阻止从外部流入的有毒化学物质。

而且这同产生癌细胞的起因一样，白细胞在适应不正常的环境中可能自行变为癌细胞。

中医学认为白血病的发病机制都有哪些

（1）病因病机

①热毒侵袭。火邪热毒侵袭表里或新感外邪引发伏火，以致毒犯营血，淫于诸脏，毒损骨髓，耗伤阴精气血，形成急劳、温毒。

②痰瘀内结。饮食失节，劳倦过度，脾失健运，湿聚生痰。若由情志抑郁不解以致痰气结聚，复因邪毒搏于营血，痰瘀互阻，日久形成痰毒、癥积诸证。

③脏气内损。因虚致病者以脏腑气血阴精亏虚为患病的主要内在因素，脾肾两脏先损，营卫之气失和，致使邪毒乘虚侵入或伏火外发，内犯骨髓，耗伤气血阴津，邪毒留滞不去，痰瘀毒结日久，逐损诸脏之气，形成虚劳癥积、痰毒肿核。

（2）发病部位与脏腑的关系

白血病的病因主要为正气亏虚、感受温热毒邪所致。邪毒之所以能侵袭机体或由内而生，主要原因是正气虚弱所致，即所谓"正气内存，邪不可干，邪之所凑，其气必虚"。《诸病源候论·虚劳论》谓：

"肾主骨生髓，虚劳损血耗髓。"肾为人体先天之本，主一身之正气，脾为后天之本，为人体气血生化之源。机体先天不足或后天失调，都可致脾肾两脏亏损，进而累及其他脏器的亏损，终致正亏不胜邪，温热毒邪入侵机体，伤精耗血，攻注骨髓，损伤其正常的造血功能，气血津液紊乱，终致白血病。故白血病的发生与脾肾二脏关系密切相关。

第 2 章

发病信号

疾病总会露马脚，练就慧眼早明了

急性白血病的临床表现

急性白血病起病急缓不一。急者可以是突然高热，类似"感冒"，也可以是严重的出血。缓慢者常为脸色苍白、皮肤紫癜、月经过多或拔牙后出血难止而就医时被发现。

（1）正常骨髓造血功能受抑制表现

①贫血。部分患者因病程短，可无贫血。半数患者就诊时已有重度贫血，尤其是继发于骨髓增生异常综合征者。

②发热。半数患者以发热为早期表现。可低热，亦可高达39℃ ~ 40℃以上，伴有畏寒、出汗等。虽然白血病本身可以发热，但高热往往提示有继发感染。感染可发生在各个部位，以口腔炎、牙龈炎、咽峡炎最常见，可发生溃疡或坏死；肺部感染、肛周炎、肛旁脓肿亦常见，严重时可致败血症。最常见的致病菌为革兰阴性杆菌，如肺炎克雷伯杆菌、铜绿假单胞菌、大肠杆菌、产气杆菌等；革兰阳性球菌的发病率有所上升，如金黄色葡萄球菌、表皮葡萄球菌、粪链球菌、肠球菌等。长期应用抗生素者，可出现真菌感染，如念珠菌、曲霉菌、隐球菌等。因患者伴有免疫功能缺陷，可发生病毒感染，如单纯疱疹病毒、带状疱疹病毒、巨细胞病毒感染等。偶见卡氏肺孢子虫病。

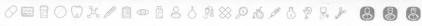

③出血。以出血为早期表现者近 40%。出血可发生在全身各部位，以皮肤瘀点、瘀斑、鼻出血、牙龈出血、月经过多为多见。眼底出血可致视力障碍。急性早幼粒细胞白血病易并发凝血异常而出现全身广泛性出血。颅内出血时会发生头痛、呕吐、瞳孔大小不对称，甚至昏迷而死亡。有资料表明急性白血病死于出血者占 62.24%，其中 87% 为颅内出血。大量白血病细胞在血管中淤滞及浸润、血小板减少、凝血异常以及感染是出血的主要原因。

（2）白血病细胞增殖浸润的表现

①淋巴结和肝脾肿大。淋巴结肿大以急性淋巴细胞白血病较多见。纵隔淋巴结肿大常见于 T 细胞急性淋巴细胞白血病。白血病患者可有轻至中度肝脾大，除慢性髓细胞白血病急性变外，巨脾罕见。

②骨骼和关节。常有胸骨下段局部压痛。可出现关节、骨骼疼痛，尤以儿童多见。发生骨髓坏死时，可引起骨骼剧痛。

③眼部。粒细胞白血病形成的粒细胞肉瘤（granulocytic sarcoma）或绿色瘤（chloroma）常累及骨膜，以眼眶部位最常见，可引起眼球突出、复视或失明。

④口腔和皮肤。急性白血病尤其是 M_4 和 M_5，由于白血病细胞浸润可使牙龈增生、肿胀，皮肤可出现蓝灰色斑丘疹，局部皮肤隆起、变硬，呈紫蓝色结节。

⑤中枢神经系统。中枢神经系统白血病（CNSL）可发生在疾病各个时期，但常发生在治疗后缓解期，这是由于化疗药物难以通过血脑屏障，隐藏在中枢神经系统的白血病细胞不能被有效杀灭，因而引起 CNSL。以急性淋巴细胞白血病最常见，儿童尤甚，其次为 M_4、M_5 和 M_2。临床上轻者表现头痛、头晕，重者有呕吐、颈项强直，甚至抽搐、昏迷。

⑥睾丸。睾丸出现无痛性肿大，多为一侧性，另一侧虽无肿大，但在活检时往往也发现有白血病细胞浸润。睾丸白血病多见于急性淋巴细胞白血病化疗缓解后的幼儿和青年，是仅次于 CNSL 的白血病髓外复发的根源。

此外，白血病可浸润其他组织器官，肺、心、消化道、泌尿生殖系统等均可受累。

慢性髓细胞白血病的临床表现和实验室检查

慢性髓细胞白血病在各年龄组均可发病，以中年最多见，中位发病年龄 53 岁，男性多于女性。起病缓慢，早期常无自觉症状。患者可因健康检查或因其他疾病就医时才发现血象异常或脾大而被确诊。

（1）慢性期（CP）。CP一般持续1～4年。患者有乏力、低热、多汗或盗汗、体重减轻等代谢亢进的症状，由于脾大而自觉左上腹坠胀感。常以脾脏肿大为最显著体征，往往就医时已达脐或脐以下，质地坚实，平滑，无压痛。如果发生脾梗死，则脾区压痛明显，并有摩擦音。肝脏明显肿大较少见。部分患者胸骨中下段压痛。当白细胞显著增高时，可有眼底充血及出血。白细胞极度增高时，可发生"白细胞淤滞症"。

①血象。白细胞数明显增高，常超过 20×10^9/L，可达 100×10^9/L以上，血片中粒细胞显著增多，可见各阶段粒细胞，以中性中幼、晚幼和杆状核粒细胞居多，原始（Ⅰ+Ⅱ）细胞 <10%。嗜酸、嗜碱性粒细胞增多，后者有助于诊断。血小板多在正常水平，部分患者增多；晚期血小板渐减少，并出现贫血。

②中性粒细胞碱性磷酸酶（NAP）。活性减低或呈阴性反应。治疗有效时NAP活性可以恢复，疾病复发时又下降，合并细菌性感染时可略升高。

③骨髓。骨髓增生明显至极度活跃，以粒细胞为主，粒红比例明显增高，其中中性中幼、晚幼及杆状核粒细胞明显增多，原始细胞 <10%。嗜酸、嗜碱性粒细胞增多。红细胞相对减少。巨核细胞正常或增多，晚期减少。偶见 Gaucher 样细胞。

④细胞遗传学及分子生物学改变。95%以上的慢性髓细胞白血病细胞中出现Ph染色体（小的22号染色体），显带分析为t（9；22）（q34；q11）。9号染色体长臂上C-ABL原癌基因易位至22号染色体长臂的断裂点簇集区（BCR）形成BCR-ABL融合基因。其编码的蛋白主要为P_{210}，P_{210}具有酪氨酸激酶活性，导致慢性髓细胞白血病发生。Ph染色体可见于粒细胞、红细胞、单核细胞、巨核细胞及淋巴细胞中。5%的慢性髓细胞白血病有BCR-ABL融合基因阳性而Ph染色体阴性。

⑤血液生化。血清及尿中尿酸浓度增高，血清乳酸脱氢酶增高。

（2）加速期（AP）。常有发热、虚弱、进行性体重下降、骨骼疼痛，逐渐出现贫血和出血。脾持续和进行性肿大，对原来治疗有效的药物无效。AP可维持几个月到数年。外周血或骨髓原始细胞≥10%，外周血嗜碱性粒细胞＞20%，不明原因的血小板进行性减少或增加。除Ph染色体以外又出现其他染色体异常，如：＋8、双Ph染色体、17号染色体长臂的等臂（i17q）等，粒-单系祖细胞（CFU-GM）培养，集簇增加而集落减少，骨髓活检显示胶原纤维显著增生。

（3）急变期（BP/BC）。为慢性髓细胞白血病的终末期，临床与急性白血病类似。多数急性髓细胞白血病变，少数为急性淋巴细胞白血病变或急性单核细胞白血病变，偶有巨核细胞及红细胞等类型的急性变。急性变预后极差，往往在数月内死亡。外周血中原粒＋早幼粒细胞＞30％，骨髓中原始细胞或原淋＋幼淋或原单＋幼单＞20％，原粒＋早幼粒细胞＞50％，出现髓外原始细胞浸润。

慢性淋巴细胞白血病的临床表现

患者多系老年，90％的患者在50岁以上发病，中位年龄65岁，男女比例2∶1。起病缓慢，多无自觉症状。许多患者因其他疾病就诊时才被发现。早期症状可能有乏力疲倦，而后出现食欲减退、消瘦、发热、盗汗等症状。60％～80％患者有淋巴结肿大，多见于颈部、锁骨上、腋窝、腹股沟。肿大的淋巴结较硬，无压痛，可移动。CT扫描可发现肺门、腹膜后、肠系膜淋巴结肿大。偶因肿大的淋巴结压迫胆道或输尿管而出现阻塞症状。50％～70％患者有轻至中度脾大，轻度肝大，但胸骨压痛少见。晚期患者骨髓造血功能受损，可出现贫血、血小板减少和粒细胞减少。由于免疫功能减退，常易并发感染。也常出现自身免疫现象，如 Evans 综合征、自身免疫性溶血性贫血（AIHA）、免疫性血小板减少性紫癜（ITP）等。终末期可出现幼淋巴细胞白血病（PLL）、Richter 综合征（转化为弥漫大 B 细胞淋巴瘤等）和第二肿瘤。

小儿白血病一定会发热吗

白血病是造血系统的恶性增殖性疾病，是严重威胁儿童生命和健康的疾病之一。儿童时期发生的白血病多为急性白血病。

小儿急性白血病的特点是起病急，发病初期多数患儿都会出现不同程度的发热，热型多为不规则发热。小儿白血病的发热特点是发热程度比较高，发热持续时间比较长，而且一般都找不到明显的感染灶。在发热的同时，患儿可出现皮肤出血点，有的患儿可出现贫血，有的患儿可出现骨及关节疼痛。医生在查体时会发现肝、脾肿大和淋巴结肿大。对原因不明的发热伴有这些临床症状和体征的患儿，医生一定要检查患儿的末梢血象，尤其要注意白细胞的数量和形状变化，如果发现白细胞的数量和形态异常，要进行骨髓穿刺检查。

发热是小儿急性白血病发病时的早期症状，但并不是所有的小儿白血病都以发热作为首发症状。有的白血病患儿开始并不发热，而表现为皮肤紫斑或出血点，也有的表现为贫血，还有的患儿则一发病就表现为骨及关节疼痛。临床上没有发热的白血病患儿往往容易被忽视而误诊。

小儿白血病在治疗过程中也时常会出现发热。这种发热多半是由于感染引起的。因为小儿白血病的治疗方法目前主要采用化疗，化疗药物有抑制机体免疫功能和抑制骨髓造血的副作用。因此在化疗过程中由于白细胞大量减少，免疫功能极度低下，患儿容易受到各种病原微生物的侵袭而发生感染，由此引起发热。小儿慢性白血病在发病初期或病程中也常会出现发热。

小儿白血病为何会发热

小儿白血病初起以及病程中常有不同程度的发热，其热型往往不定，表现为不规则发热，并有肝脾及淋巴结肿大、骨痛、关节痛等浸润症状。

关于白血病的发热原因，过去认为与白细胞换转率增加和核蛋白代谢亢进有关。近年来通过临床观察，认为主要是由于感染引起。白血病患儿之所以容易发生感染，主要原因是因为成熟粒细胞减少，对病原体的吞噬能力下降，从而降低了机体对病原体的抵抗能力。同时，白血病在进行化疗过程中，由于化疗药物的免疫抑制作用，使机体的免疫功能处于低下状态，因而容易并发感染。

对小儿白血病发热的治疗，最好采用物理降温的方法，也可适量应用退热剂。尤其需要强调的是要积极控制感染，只有感染得以控制，患儿体温才会恢复正常。

第3章

诊断须知

确诊病症下对药，必要检查不可少

六大症状教你诊断白血病

有统计显示，在儿童及 35 岁以下青壮年人群的恶性肿瘤中，白血病死亡率高居首位。白血病现已成为青年人群的重要死因。

根据病情快慢，白血病可分为急性和慢性两类。前者包括急性淋巴细胞白血病和急性髓细胞白血病，后者包括慢性淋巴细胞白血病和慢性髓细胞白血病。青壮年人群以急性白血病和慢性髓细胞白血病多见，老人则以慢性淋巴细胞白血病为主。

青壮年人出现以下六种白血病症状时，应及早就医。

（1）发热。约 50% ~ 84% 的患者以此为首发症状。发热有两种：一种是由白血病本身引起，一般不超过 38℃，抗生素治疗无效；另一种是因身体免疫力降低，导致感染引起，往往高烧 39℃ ~ 41℃，常见感染有咽炎、扁桃体炎、口腔炎、肺炎、泌尿系感染等，口腔炎最多见。

（2）骨关节痛。多见于急性白血病。常表现为胸骨下端压痛。可出现关节、骨骼疼痛，尤以儿童多见。发生骨髓坏死时，可引起骨骼剧痛。

（3）贫血。可为首发症状，随病情进展而加重。主要表现为脸色苍白、头晕、乏力、心慌、气急、多汗等。

（4）出血。出血部位可遍及全身，以皮肤、牙龈、口腔及鼻黏膜出血最常见，其次为消化道、尿道、子宫和呼吸道出血。

（5）肝脾肿大。尤以急性淋巴细胞白血病显著。

（6）淋巴结肿大。多局限于颈、腋下及腹股沟等处，全身淋巴结肿大以急性淋巴细胞性白血病多见。

急性白血病的实验室检查

（1）血象。大多数患者白细胞增多，超过 $10 \times 10^9/L$ 以上者称为白细胞增多性白血病。也有白细胞计数正常或减少，低者可 $<1.0 \times 10^9/L$，称为白细胞不增多性白血病。血涂片分类检查可见数量不等的原始和幼稚细胞，但白细胞不增多型病例血片上很难找到原始细胞。患者常有不同程度的正常细胞性贫血，少数患者血片上红细胞大小不等，可找到幼红细胞。约 50% 的患者血小板低于 $60 \times 10^9/L$，晚期血小板往往极度减少。

（2）骨髓象。是诊断急性白血病的主要依据和必做检查。FAB 协作组提出原始细胞≥骨髓有核细胞（ANC）的 30% 为急性白血病的诊断标准，世界卫生组织分类将骨髓原始细胞 ≥ 20% 定为急性白血病的诊断标准。多数病例骨髓象有核细胞显著增生，以原始细胞为主，而较成熟中间阶段细胞缺如，并残留少量成熟粒细胞，形成所谓"裂孔"现象。M_3 以多颗粒的异常早幼粒细胞为主，此类患者的原始细胞也可能 <30%，正常的巨核细胞和幼红细胞减少。在原始和幼稚红细胞 ≥ 50% 时，若非红系有核细胞（NEC）中原始细胞 ≥ 30%，即可诊断为 EL，不管这些原始细胞在 ANC 中是否大于30%。少数骨髓增生低下但原始细胞仍占 30% 以上者称为低增生性急性白血病。Auer 小体仅见于急性髓细胞白血病，有独立诊断意义。

（3）细胞化学。主要用于协助形态鉴别各类白血病。

（4）免疫学检查。根据白血病细胞表达的系列相关抗原，确定其系列来源。造血干/祖细胞表达 CD34 抗原。急性早幼粒细胞白血病除 CD13 和 CD33 阳性外，还表达 CD9 和 CD68，而 HLA-DR 阴性。

（5）染色体和基因改变。白血病常伴有特异的染色体和基因改变。例如 90% 的 M_3 有 t（15；17）（q22；q21），该易位使 15 号染色体上的 PML（早幼粒白血病基因）与 17 号染色体上 RARα（维 A 酸受体基因）形成 PML-RARα 融合基因。这是 M_3 发病及用全反式维 A 酸治疗有效的分子基础。

（6）血液生化改变。血清尿酸浓度增高，特别在化疗期间。尿酸排泄量增加，甚至出现尿酸结晶。患者发生弥散性血管内凝血时可出现凝血象异常。M_5 和 M_4 血清和尿溶菌酶活性增高，其他类型急性白血病不增高。

出现中枢神经系统白血病时，脑脊液压力升高，白细胞数增加，蛋白质增多，而糖定量减少。涂片中可找到白血病细胞。

🧑‍⚕️ 急性白血病的诊断和鉴别诊断

根据临床表现、血象和骨髓象特点，诊断白血病一般不难。但因白血病细胞类型、染色体改变、免疫表型和融合基因的不同，治疗方案及预后亦随之改变，故初诊患者应尽力获得全面 MICM 资料，以便评价预后，指导治疗，并应注意排除下述疾病。

（1）骨髓增生异常综合征。该病的 RAEB 及 RAEB-t 型除病态造血外，外周血中有原始和幼稚细胞，全血细胞减少和染色体异常，易与白血病相混淆。但骨髓中原始细胞小于 20%。世界卫生组织分类法已将 RAEB-t（原始细胞 20% ~ 30%）划为急性白血病。

（2）某些感染引起的白细胞异常。如传染性单核细胞增多症，血象中出现异形淋巴细胞，但形态与原始细胞不同，血清中嗜异性抗体效价逐步上升，病程短，可自愈。百日咳、传染性淋巴细胞增多症、风疹等病毒感染时，血象中淋巴细胞增多，但淋巴细胞形态正常，病程良性。骨髓原幼细胞不增多。

（3）巨幼细胞贫血。巨幼细胞贫血有时可与白血病混淆。但前者骨髓中原始细胞不增多，幼红细胞 PAS 反应常为阴性，予以叶酸、维生素 B_{12} 治疗有效。

（4）急性粒细胞缺乏症恢复期。在药物或某些感染引起的粒细胞缺乏症的恢复期，骨髓中原、幼粒细胞增多。但该症多有明确病因，血小板正常，原、幼粒细胞中无 Auer 小体及染色体异常。短期内骨髓成熟粒细胞恢复正常。

慢性髓细胞白血病的诊断和鉴别诊断

凡有不明原因的持续性白细胞数增高，根据典型的血象、骨髓象改变，脾肿大，Ph 染色体阳性，BCR-ABL 融合基因阳性即可做出诊断。Ph 染色体上可见于 2% 急性髓细胞白血病、5% 儿童急性淋巴细胞白血病及 25% 成人急性淋巴细胞白血病，应注意鉴别。其他需鉴别疾病有以下几种。

（1）其他原因引起的脾大。血吸虫病、慢性疟疾、黑热病、肝硬化、脾功能亢进等均有脾大。但各病均有各自原发病的临床特点，并且血象及骨髓象无慢性髓细胞白血病的典型改变。Ph 染色体及 BCR-ABL 融合基因均阴性。

（2）类白血病反应。常并发严重感染、恶性肿瘤等基础疾病，并有相应原发病的临床表现，白细胞数可达 50×10^9/L。粒细胞胞质中常有中毒颗粒和空泡。嗜酸性粒细胞和嗜碱性粒细胞不增多。碱性磷酸酶反应强阳性。Ph 染色体及 BCR-ABL 融合基因阴性。血小板和血红蛋白大多正常。原发病控制后，白细胞恢复正常。

（3）骨髓纤维化。原发性骨髓纤维化脾大显著，血象中白细胞增多，并出现幼粒细胞等，易于慢性髓细胞白血病混淆。但骨髓纤维化外周血白细胞数一般比慢性髓细胞白血病少，多不超过 30×10^9/L，且波动不大。碱性磷酸酶阳性，此外有红细胞持续出现于外周血中，红细胞形态异常，特别是泪滴状红细胞易见。Ph 染色体及 BCR-ABL 融合基因阴性。多次多部位骨髓穿刺干抽。骨髓活检网状纤维染色阳性。

慢性淋巴细胞白血病的实验室检查

（1）血象。持续淋巴细胞增多。白细胞 $>10 \times 10^9$/L，淋巴细胞占 50% 以上，绝对值 $\geq 5 \times 10^9$/L（持续 4 周以上）。大多数患者白血病细胞形态与成熟小淋巴细胞相同，胞质少，胞核染色质呈凝块状；少数患者淋巴细胞形态异常，胞体较大，不成熟，胞核有深切迹（Reider

细胞）；偶可见原始淋巴细胞。多数患者外周血涂片中可见破损细胞（涂抹细胞或"篮细胞"），该种细胞增多是慢性淋巴细胞白血病血象特征。可见少数幼稚淋巴细胞，常小于 2%，幼稚淋巴细胞增多与疾病进展、*p53* 基因异常和 12 号染色体三体相关。中性粒细胞比值降低。随病情发展，血小板减少，贫血逐渐明显。

（2）骨髓象。有核细胞增生明显活跃或极度活跃，淋巴细胞 ≥ 40%，以成熟淋巴细胞为主。红系、粒系及巨核系细胞均减少，伴有溶血时，幼红细胞可代偿性增生。骨髓活检白血病细胞对骨髓的浸润可呈弥漫型、结节型、间质型和结节 / 间质混合型，后三种情况下骨髓内常残存部分正常造血。

（3）免疫学检查。淋巴细胞具有单克隆性。源于 B 细胞者，其轻链只有 κ 或 λ 链中的一种，小鼠玫瑰花结试验阳性，SmIg 弱阳性（IgM 或 IgM 和 IgD），CD5、CD19、CD23、CD43、CD79α 阳性，CD11c、CD20、CD22 弱阳性，FMC7、CD79β 阴性或弱阳性，CD10、cyclinD1 阴性。患者中 60% 有低 γ 球蛋白血症，20% 抗人球蛋白试验阳性，8% 出现自身免疫性溶血性贫血。

（4）染色体。常规显带 1/3 ~ 1/2 的患者有克隆性核型异常。由于慢性淋巴细胞白血病细胞有丝分裂相较少，染色体异常检出率低，间期荧光原位杂交（FISH）技术能明显提高异常检出率，80% 的患者有染色体异常。预后较好的染色体核型为单纯 13q$^-$50% 和正常核型；预后较差的染色体核型包括 12 号染色体三体（20%）、11q$^-$（20%）和 17p$^-$（10%）；已检出的染色体异常还有 6q$^-$（5%）和 14q$^+$（10%）。

（5）基因突变。50% ~ 60% 的慢性淋巴细胞白血病发生免疫球蛋白重链可变区（IgVH）基因体细胞突变，IgVH 突变发生于经历了抗原选择的记忆 B 细胞（后生发中心），此类病例生存期长；无 IgVH 突变者预后较差，此类慢性淋巴细胞白血病起源于未经抗原选择的原始 B 细胞（前生发中心）。IgVH 基因突变与 CD38、ZAP70 表达呈负相关。约 10% 的慢性淋巴细胞白血病存在 p53 缺失。

慢性淋巴细胞白血病的诊断与鉴别诊断

结合临床表现，外周血中持续性单克隆性淋巴细胞大于 5×10^9/L，骨髓中小淋巴细胞 ≥ 40%，以及根据免疫学表面标志，可以做出诊断和分类。但需与下列疾病相鉴别。

（1）病毒感染引起的淋巴细胞增多，是多克隆性和暂时性的，淋巴细胞数随感染控制恢复正常。

（2）淋巴瘤细胞白血病。由滤泡或弥漫性小裂细胞型淋巴瘤转化而来者与慢性淋巴细胞白血病易混淆，具有原发病淋巴瘤的病史，细胞常有核裂并呈多形性。淋巴结和骨髓病理活检显示明显滤泡结构。免疫表型示 SmIg、FMC7 和 CD10 强阳性，CD5 阴性；另外应该与套细胞淋巴瘤相鉴别，免疫表型为 CD5、CD19、FMC7、cyclinD1 阳性，CD23 阴性，有特征性的染色体 t（11；14）。

（3）幼淋巴细胞白血病。病程较慢性淋巴细胞白血病急，脾大明显，淋巴结肿大较少，白细胞数往往很高，血和骨髓涂片上有较多的（>55%）带核仁的幼稚淋巴细胞。幼淋巴细胞白血病细胞高表达 FMC7、CD22 和 SmIg，CD5 阴性。小鼠玫瑰花结试验阴性。幼稚淋巴细胞 <55%、>10% 的慢性淋巴细胞白血病称为慢性淋巴细胞白血病伴有幼淋巴细胞增多（CLL/PL）。

（4）毛细胞白血病（HCL）。全血减少伴脾大者诊断不难，但有部分 HCL 的白细胞升高达（10 ~ 30）× 10^9/L，HCL 细胞有纤毛状胞质突出物、抗酒石酸的酸性磷酸酶染色反应阳性、CD5 阴性、高表达 CD25、CD11c 和 CD103。

（5）伴有循环绒毛淋巴细胞的脾淋巴瘤（SLVL）。为原发于脾脏的淋巴瘤，血和骨髓中出现数量不等的绒毛状淋巴细胞，1/3 ~ 1/2 伴有血、尿单克隆免疫球蛋白增高，CD5、CD25、CD11c 和 CD103 阴性，CD22 和 CD24 阳性。

第 4 章

治疗疾病

合理用药很重要，综合治疗效果好

急性白血病的一般治疗

白血病确诊后，医生应权衡患者知情权和保护性医疗制度，以适当的方式告知患者和家属。根据患者的 MICM 结果及临床特点，进行预后危险分层，按照患方意愿、经济能力，选择并设计完整、系统的最佳方案治疗。考虑治疗需要及减少患者反复穿刺的痛苦，建议留置深静脉导管。适合行异基因造血干细胞移植（HSCT）者应抽血做人类白细胞抗原配型。

（1）紧急处理高白细胞血症。当循环血液中白细胞数 $> 200 \times 10^9/L$，患者可产生白细胞淤滞（Leukostasis），表现为呼吸困难、低氧血症、呼吸窘迫、反应迟钝、言语不清、颅内出血等。病理学显示白血病血栓栓塞与出血并存，高白细胞不仅会增加患者早期死亡率，也增加髓外白血病的发病率和复发率。因此当血中白细胞 $>100 \times 10^9/L$ 时，就应紧急使用血细胞分离机，单采清除过高的白细胞（M_3 型不首选），同时给以化疗和水化。可按白血病分类诊断实施相应化疗方案，也可先用所谓化疗前短期预处理：急性淋巴细胞白血病用地塞米松 $10mg/m^2$，静脉注射；急性髓细胞白血病用羟基脲每 6 小时 1.5 ~ 2.5g（总量每日 6 ~ 10g）约 36 小时，然后进行联合化疗。需预防白血病细胞溶解诱发的高尿酸血症、酸中毒、电解质紊乱、凝血异常等并发症。

（2）防治感染。白血病患者常伴有粒细胞减少，特别在化疗、放疗后粒细胞缺乏将持续相当长时间。粒细胞缺乏期间，患者宜住层流病房或消毒隔离病房。G-CSF 可缩短粒细胞缺乏期，用于急性淋巴细胞白血病，老年、强化疗或伴感染的急性髓细胞白血病。发热应做细菌培养和药敏试验，并迅速进行经验性抗生素治疗。

（3）成分输血支持。严重贫血可吸氧、输浓缩红细胞维持Hb>80g/L，白细胞淤滞时，不宜马上输红细胞以免进一步增加血黏度。如果因血小板计数过低而引起出血，最好输注单采血小板悬液。在输血时为防止异体免疫反应所致无效输注和发热反应，可以采用白细胞滤器去除成分血中的白细胞。拟行异基因 HSCT 者及为预防输血相关移植物抗宿主病（TA-GVHD），输注前应将含细胞成分血液辐照 25 ~ 30Gy，以灭活其中的淋巴细胞。

（4）防治高尿酸血症肾病。由于白血病细胞大量破坏，特别在化疗时更甚，血清和尿中尿酸浓度增高，积聚在肾小管，引起阻塞而发生高尿酸血症肾病。因此应鼓励患者多饮水。最好 24 小时持续静脉补液。使每小时尿量 >150ml/m^2 并保持碱性尿。在化疗同时给予别嘌醇每次 100mg，每日 3 次，以抑制尿酸合成。少数患者对别嘌醇会出现严重皮肤过敏，应予注意。当患者出现少尿和无尿时，应按急性肾衰竭处理。

（5）维持营养。白血病系严重消耗性疾病，特别是化疗、放疗的副作用引起患者消化道黏膜炎及功能紊乱。应注意补充营养，维持水、电解质平衡，给患者高蛋白、高热量、易消化食物，必要时经静脉补充营养。

抗急性白血病的治疗

抗白血病治疗的第一阶段是诱导缓解治疗，化学治疗是此阶段白血病治疗的主要方法。目标是使患者迅速获得完全缓解（CR），所谓CR，即白血病的症状和体征消失，外周血中性粒细胞绝对值 $\geq 1.5 \times 10^9$/L，血小板 $\geq 100 \times 10^9$/L，白细胞分类中无白血病细胞；骨髓中原始粒Ⅰ型＋Ⅱ型（原单＋幼单或原淋＋幼淋）$\leq 5\%$，M_3型原粒＋早幼粒 $\leq 5\%$，无 Auer 小体，红细胞及巨核细胞系列正常，无髓外白血病。理想的 CR 为初诊时免疫学、细胞遗传学和分子生物学异常标志消失。

达到 CR 后进入抗白血病治疗的第二阶段，即缓解后治疗，主要方法为化疗和造血干细胞移植（HSCT）。诱导缓解获 CR 后，体内仍有残留的白血病细胞，称之为微小残留病灶（MRD）。此时，急性白血病体内白血病细胞的数量大约由发病时的 $10^{10} \sim 10^{12}$/L 降

至 $10^8 \sim 10^9$/L；同时中枢神经系统、眼眶、睾丸及卵巢等髓外组织器官中，由于常规化疗药物不易渗透，也仍可有白血病细胞浸润。为争取患者长期无病生存（DFS）和痊愈，必须对 MRD 进行 CR 后治疗，以清除这些复发和难治的根源。

（1）急性淋巴细胞白血病治疗。随着支持治疗的加强、多药联合方案的应用、大剂量化疗和 HSCT 的推广，成人急性淋巴细胞白血病的预后已有很大改善，CR 率可达到 80% ~ 90%。急性淋巴细胞白血病治疗方案选择需要考虑年龄、急性淋巴细胞白血病亚型、治疗后的 MRD 和耐药性、是否有干细胞供体及靶向治疗的药物等。

①诱导缓解治疗。长春新碱（VCR）和泼尼松（P）组成的 VP 方案是急性淋巴细胞白血病诱导缓解的基本方案。VP 方案能使 50% 的成人急性淋巴细胞白血病获 CR，CR 期 3 ~ 8 个月。VCR 主要毒副作用为末梢神经炎和便秘。VP 加蒽环类药物（如柔红霉素，DNR）组成 DVP 方案，CR 率可提高至 70% 以上，但蒽环类药物有心脏毒性作用，对儿童尤甚。DNR、阿霉素、去甲氧柔红霉素（IDA）、表柔比星的累积量分别达 $1000mg/m^2$、$500\ mg/m^2$、$300\ mg/m^2$ 和 $900\ mg/m^2$ 时，心脏毒性风险为 1% ~ 10%。DVP 再加门冬酰胺酶（L-ASP）即为 DVLP 方案，L-ASP 提高患者 DFS，是大多数急性淋巴细胞白血病采用的诱导方案。L-ASP 的主要副作用为肝功能损害、胰腺炎、

凝血因子及白蛋白合成减少和过敏反应。

在 DVLP 基础上加用其他药物，包括环磷酰胺（CTX）或阿糖胞苷（Ara-C），可提高 T-ALL 的 CR 率和 DFS。成熟 B-ALL 和 ALL-L$_3$ 型采用含大剂量（HD）CTX 和 HD MTX（甲氨蝶呤）方案反复短程强化治疗，总生存率已由不足 10% 达到 50% 以上。伴有 t(9；22) 的急性淋巴细胞白血病可以合用伊马替尼进行靶向治疗。

②缓解后治疗。缓解后强化巩固、维持治疗和中枢神经系统白血病（CNSL）防治十分必要。如未行异基因 HSCT，急性淋巴细胞白血病巩固维持治疗一般需 3 年。定期检测 MRD 并根据亚型决定巩固和维持治疗强度和时间。L-ASP 和 HD MTX 已广为应用并明显改善了治疗结果。HD MTX 的主要副作用为黏膜炎、肝肾功能损害，故在治疗时需要充分水化、碱化和及时亚叶酸钙解救。大剂量蒽环类、依托泊苷和 Ara-C 在巩固治疗中作用，尤其是远期疗效仍待观察。对于急性淋巴细胞白血病，即使经过强烈诱导和巩固治疗，仍需维持治疗。巯嘌呤（6MP）和 MTX 联合是普遍采用的有效维持治疗方案。一般控制白细胞在 3×10^9/L 以下，以控制 MRD。为预防 CNSL，鞘内注射 MTX 10mg，每周一次，至少 6 次。

复发指 CR 后在身体任何部位出现可检出的白血病细胞，多在 CR 后两年内发生，以骨髓复发最常见。此时可选择原诱导化疗方案再诱导，如 DVP 方案，CR 率可达29% ~ 69%。若选用 HD Ara-C 联合米托蒽醌（NVT）或其他药物如氟达拉滨，效果更好。如复发在首次 CR 期18个月后，再次诱导化疗缓解概率相对高。但急性淋巴细胞白血病一旦复发，不管采用何种化疗方案和再缓解率多高，总的二次缓解期通常短暂（中位2 ~ 3个月），长期生存率 <5%。

髓外白血病中以 CNSL 最常见。单纯髓外复发者多能同时检出骨髓 MRD，血液学复发会随之出现。因此在进行髓外局部治疗的同时，需行全身化疗。对 CNSL 预防有颅脊椎照射和腰穿鞘注两种方法。颅脊椎照射疗效确切，但其不良反应继发肿瘤、内分泌受损、认知障碍和神经毒性限制了应用。现在多采用早期强化全身治疗和鞘注预防 CNSL 发生，以省略颅脊椎照射，将其作为 CNSL 发生时的挽救治疗。一旦发生 CNSL，未接受过照射者采用 HD MTX（或 HD Ara-C）联合 CNS 照射，至少半数病例有效；否则可联合鞘内给药。不过，有照射史的 CNSL，鞘内给药的有效率仅30%。要注意此类治疗的中枢神经毒性（如白质脑病）作用。对于睾丸白血病患者，即使仅有单侧睾丸白血病也要进行双侧照射和全身化疗。

HSCT 对治愈成人急性淋巴细胞白血病至关重要。异基因 HSCT 可使40% ~ 65%的患者长期存活。主要适应证为：复发难治急性淋巴细胞白血病；CR2 期急性淋巴细胞白血病；CR1 期高危急性淋巴细胞白血病：如染色体为t（9；22）、t（4；11）、＋8者；WBC>30×10^9/L的前B–ALL和100×10^9/L的T–ALL；获CR时间>4 ~ 6周，CR后MRD偏高，在巩固维持期持续存在或仍不断增加。

（2）急性髓细胞白血病治疗。近年来，由于强烈化疗、HSCT及有力的支持治疗，60岁以下急性髓细胞白血病患者的预后有很大改善，30% ~ 50%的患者可望长期生存。

①诱导缓解治疗。

DA（3+7）方案：DNR每日$45mg/m^2$静脉注射，第1 ~ 3天；每日Ara–C 100 mg/m^2，持续静脉滴注，第1 ~ 7天。60岁以下患者，总CR率为63%（50% ~ 80%）。用NVT每日8 ~ 12 mg/m^2替代DNR，效果相等，但心脏毒性低。用IDA每日12 mg/m^2代替DNR，年轻患者中CR率增加。IDA+Ara–C+VP16联合应用可使年轻急性髓细胞白血病患者获得80%CR率。HD Ara–C方案不增加CR率，但对延长缓解期有利。剂量增加的诱导化疗能提高疗程CR率和缓解质量，但相关毒性亦随之增加。国内创用HOAP或HA（高三尖杉酯碱每日3 ~ 6mg，静脉滴注5 ~ 7天）方案诱导治疗急性髓细胞白血病，CR率为60% ~ 65%。1个疗程获CR者DFS长，经过2个疗程诱导才达CR者5年DFS仅10%。达CR所用的诱导时间越长则DFS越短。2个标准疗程仍未CR者提示患者原发耐药存在，需换方案或进行异基因 HSCT。

急性早幼粒细胞白血病患者采用 ATRA 每日 25 ~ 45 mg/m^2 口服治疗直至缓解。ATRA 可诱导带有 t（15；17）（q22；q21）/PML–RARα 融合基因的早幼粒白血病细胞分化成熟。ATRA ＋化疗的 CR率为 70% ~ 95%，同时降低"维 A 酸综合征"的发生率和死亡率。维 A 酸综合征多见于急性早幼粒细胞白血病单用 ATRA 诱导过程中，发生率为 3% ~ 30%，发生机制可能与细胞因子大量释放和黏附分子表达增加有关。临床表现为发热、体重增加、肌肉骨骼疼痛、呼吸窘迫、肺间质浸润、胸腔积液、心包积液、皮肤水肿、低血压、急性肾功能衰竭甚至死亡。初诊时白细胞较高及治疗后迅速上升者易发生 ATRA 综合征。治疗包括暂时停服 ATRA，吸氧，利尿，地塞米松 10mg 静脉注射，每日 2 次，白细胞单采清除和化疗等。ATRA 的其他不良反应为头痛、颅内压增高、骨痛、肝功能损害、皮肤与口唇干燥、阴囊皮炎溃疡等。急性早幼粒细胞白血病常伴有原发纤溶亢进，合并出血者除服用 ATRA 外，还需抗纤溶治疗，补充凝血因子和血小板。如有弥散性血管内凝血，可酌情应用小剂量肝素。对高白细胞的急性早幼粒细胞白血病，也可将砷剂作为一线药物。砷剂小剂量能诱导急性早幼粒细胞白血病细胞分化、大剂量则诱导其凋亡。成人用 0.1% 的 As$_2$O$_3$（亚砷酸）注射液 10ml 稀释于

5%GS 或 NS 250 ~ 500ml 中静脉滴注 3 ~ 4 小时，儿童剂量按体表面积每日 6mg/m²，每日一次，4 周为一疗程，每疗程可间隔 5 ~ 7 天，亦可连续应用，连用 2 个月未 CR 者应停药。

②缓解后治疗。诱导 CR 是急性髓细胞白血病长期 DFS 关键的第一步，但此后若停止治疗，则复发几乎不可避免。复发后不行 HSCT 则生存者甚少。急性髓细胞白血病缓解后治疗的特点为：急性髓细胞白血病的 CNSL 发生率仅 2%，初诊高白细胞、伴髓外病变、M_4/M_5、t（8；21）或 inv（16）、CD7⁺ 和 CD56⁺ 者应在 CR 后做脑脊液检查并鞘内预防性用药。国内多数单位在急性髓细胞白血病 CR 后仍将 CNSL 预防列为常规，鞘内注药至少 1 次，但较急性淋巴细胞白血病预防次数明显减少；急性髓细胞白血病比急性淋巴细胞白血病治疗时间明显缩短，急性早幼粒细胞白血病用 ATRA 获得 CR 后采用化疗与 ATRA 或砷剂交替维持治疗 2 ~ 3 年较妥。

高危组首选异基因 HSCT；低危组（不含 APL）首选 HD Ara-C 为主的强烈化疗，复发后再行异基因 HSCT；中危组强化疗、大剂量化疗 + 自体 HSCT 或同胞相合 HSCT 均可。值得注意的是在属于中危组的正常核型急性髓细胞白血病中，也存在基因突变，NPM1 和 CEBPA 突变对预后有利，而 FLT3-ITD、MLL-PTD 突变等对预后不利。

HD Ara-C 方案巩固强化，每剂 Ara-C 静脉滴注 3 小时，连用

6 ~ 12 个剂量，可单用或与安吖啶、NVT、DNR、IDA 等联合使用。急性髓细胞白血病用 HD Ara-C 巩固强化至少 4 个疗程，或 1 次 HD Ara-C 后行自身 HSCT，长期维持治疗已无必要。HD Ara-C 的最严重并发症是小脑共济失调，发生后必须停药。皮疹、发热、眼结膜炎也常见，可用糖皮质激素常规预防。因贫困，年龄 >55 岁或有并发症不能采用上述治疗者，也可用常规剂量的不同药物组成化疗方案，每 1 ~ 2 个月轮换巩固维持 2 年，但仅约 10% ~ 15% 的患者能够长期生存。

③复发和难治急性髓细胞白血病的治疗。

HD Ara-C 联合化疗：对年龄 55 岁以下，支持条件较好者，可选用之。

新方案：如氟达拉滨、Ara-C 和 G-CSF ± IDA（FLAG ± I）。

对于年龄偏大或继发性急性髓细胞白血病，可采用预激化疗：G-CSF 每日 300μg 皮下注射，1 ~ 14 天；阿克拉霉素每日 20mg，静脉注射，1 ~ 4 天；Ara-C 10 ~ 15mg/m^2，每 12 小时 1 次，皮下注射，1 ~ 14 天。

HSCT：除 HLA 相合的 HSCT 外，还包括 HLA 部分相合或半相合的移植。

免疫治疗：非清髓性干细胞移植（NST）、供体淋巴细胞输注

（DLI）、抗 CD33 和 CD45 单抗也显示了一定的疗效。

（3）老年急性白血病的治疗。大于 60 岁、由 MDS 转化而来、继发于某些理化因素、耐药、重要器官功能不全、不良核型者，更应强调个体化治疗。多数患者化疗需减量用药，以降低治疗相关死亡率，少数体质好，支持条件佳者可采用类似年轻患者的方案治疗，有 HLA 相合同胞供体者可行 NST。

慢性髓细胞白血病的治疗

慢性髓细胞白血病治疗应着重于慢性期早期，避免疾病转化，力争细胞遗传学和分子生物学水平的缓解，一旦进入加速期或急变期则预后很差。

（1）细胞淤滞症紧急处理。需并用羟基脲和别嘌醇。

（2）化学治疗。化疗虽可使大多数慢性髓细胞白血病患者血象及异常体征得到控制，但中位生存期（40 个月左右）并未延长，化疗时宜保持每日尿量在 2500ml 以上和尿液碱化，加用别嘌醇100mg，每6小时一次，防止高尿酸血症肾病。至白细胞数正常后停药。

①羟基脲（HU）。为细胞周期特异性抑制 DNA 合成的药物，起效快，但持续时间短。用药后两三天白细胞即下降，停药后又很

快回升，降低肿瘤负荷效果好。常用剂量为每日 3g，分 2 次口服，待白细胞减至 $20 \times 10^9/L$ 左右时，剂量减半，降至 $10 \times 10^9/L$ 时，改为小剂量（每日 0.5 ~ 1g）维持治疗。需经常检查血象，以便调节药物剂量。副作用少，耐受性好，与烷化剂无交叉耐药性。对患者以后接受造血干细胞移植也无不良影响。为当前首选化疗药物。

②白消安（BU）。一种烷化剂，作用于早期祖细胞，起效慢且后作用长，剂量不易掌握。初始每日 4 ~ 6mg，口服，白细胞降至 $20 \times 10^9/L$ 停药，待稳定后改每日 0.5 ~ 2mg，甚至更低，保持白细胞在（7 ~ 10）$\times 10^9/L$。用药过量常致严重骨髓抑制，且恢复较慢。敏感者即使小剂量也可出现骨髓抑制，应提高警惕。白消安长期用药可出现皮肤色素沉着、精液缺乏及停经、肺纤维化等，现已较少使用。

③其他药物。如 Ara-C、高三尖杉酯碱、靛玉红、甲异靛、二溴卫茅醇、6-MP、沙可来新、6TG、环磷酰胺、砷剂及其他联合化疗亦有效，但多在上述药物无效时才考虑使用。

（3）干扰素 –α（IFN–α）。剂量为每日 300 万 ~ 500 万 U/m^2 皮下或肌内注射，每周 3 ~ 7 次，持续用数月至数年不等。IFN–α 起效较慢，对白细胞显著增多者，宜在第 1 ~ 2 周并用羟基脲或小剂量 Ara–α。50% ~ 70% 患者能获 CHR；10% ~ 26% 患者可获主要细胞遗传学缓解。常见毒副反应为流感样症状：畏寒、发热、疲劳、头痛、厌食、恶心、肌肉及骨骼疼痛。并用对乙酰氨基酚、苯海拉明等可减轻副反应，但部分患者常需减量，约 25% 的患者因无法耐受而停药。与 Ara-C 联合使用可提高有效率，其完全血液学缓解、主要细胞遗传学缓解和完全细胞遗传学缓解分别为67%、27% 和 7%。聚乙二醇化（PEG）干扰素，每周用药一次，可以减轻 IFN-α 的不良反应。

与 HU 和 BU 相比，IFN-α 可以使慢性髓细胞白血病获得主要细胞遗传学缓解和完全细胞遗传学缓解，而完全细胞遗传学缓解和主要细胞遗传学缓解者生存期延长。但 IFN-α 治疗者几乎均存在分子水平残留白血病，很少能获完全分子生物学缓解。

（4）甲磺酸伊马替尼（IM）。为 2- 苯胺嘧啶衍生物，能特异性阻断 ATP 在 Abl 激酶上的结合位置，使酪氨酸残基不能磷酸化，从而抑制 BCR-ABL 阳性细胞的增殖。甲磺酸伊马替尼也能抑制另外两种酪氨酸激酶：C-KIT 和 PDGF-R（血小板衍生的生长因子受体）的活性。治疗剂量：CP、AP 和 BP/BC 分别为每日 400mg、600mg 和 600 ~ 800mg。常见的非血液学不良反应包括：水肿、肌肉痉挛、腹泻、恶心、肌肉骨骼痛、皮疹、腹痛、疲劳、关节痛和头痛等，但一般症状较轻微。血象下降较常见，可出现粒细胞、血小板减少和贫血，可并用造血生长因子，严重者需减量或暂时停药。初治慢性髓细胞白血病慢性期，甲磺酸伊马替尼治疗 1 年后完全血液学缓解、主要细胞遗传学缓解和完全细胞遗传学缓解分别为 96%、85% 和 69%，随治疗时间延长疗效提高，5 年完全细胞遗传学缓解 87%，总生存率达 90%；甲磺酸伊马替尼与 IFN-α + Ara-C 治疗慢性髓细胞白血病慢性期的前瞻性随机对照研究发现，甲磺酸伊马替尼组 5 年总体生存率为 89%，优于 IFN-α + Ara-C 组的 68% ~ 70%。甲磺酸伊马替尼可使 7% 的慢性髓细胞白血病慢性期患者达完全分子生物学缓解。据推算即使完全分子生物学缓解时，白血病细胞数仍可达 10^6，若无充分理由，甲磺酸伊马替尼不能停用。

使用甲磺酸伊马替尼的患者约 10% ~ 15% 出现疾病进展，甲磺酸伊马替尼耐药与基因点突变、BCR-ABL 基因扩增和表达增加、P 糖蛋白过度表达有关。疗效欠佳和进展的患者在甲磺酸伊马替尼加量至每日 600mg 或 800mg，部分也能获益，也可用新的酪氨酸激酶抑制剂，如达沙替尼等或行异基因造血干细胞移植治疗。

（5）异基因造血干细胞移植（Allo-SCT）。这是目前认为根治慢性髓细胞白血病的标准治疗。骨髓移植应在慢性髓细胞白血病慢性期待血象及体征控制后尽早进行。欧洲血液和骨髓移植组（EBMTG）根据 5 个移植前变量提出了风险评估积分系统，以提示移植相关死亡风险和治愈可能。对 ≤ 2 分者，因移植相关死亡率 ≤ 31%，Allo-SCT 可作为一线治疗。对 ≥ 3 分者，可先行甲磺酸伊马替尼治疗，进行 BCR-ABL，融合基因和染色体动态观察，治疗无效时再行 Allo-SCT，也可考虑非清髓性造血干细胞移植（NST）和降低预处理强度造血干细胞移植（RIC）。常规移植患者年龄以 45 岁以下为宜。人类白细胞抗原（HLA）相合同胞间移植后患者 3 ~ 5 年无病存活率为 60% ~ 80%。对脾脏肿大显著者，移植前先切除脾脏或脾区照射可能会避免造血恢复延迟。采用无血缘关系志愿者（包括脐血）的移植明显扩大了 Allo-SCT 的应用，长期无病生存率约 35% ~ 57%。此类移植较 HLA 相合同胞间移植风险大，主要原因为移植物抗宿主病和相关感染。若对年龄 <35 岁患者，采用高分辨率 HLA 配型相合的供者，在诊断后一年内进行移植，其移植相关死亡率降低，长期无病生存接近 HLA 相合同胞间移植。NST 和 RIC 用于年龄较大或有并发症不适合常规移植者。据 EBMTG 报道，0 ~ 2 分者 3 年总生存率为 70%，3 ~ 4 分者为 50%，≥ 5 分者为 30%。对于高危患者，也可采用 HLA 不全相合的 Allo-SCT。若联用甲磺酸伊马替尼，自体移植也可尝试。

HLA 相合同胞间移植后复发率约 20% ~ 25%，而无关供体移植较之为低。移植后复发的主要治疗方法：立即停用免疫抑制剂；药物治疗；供者淋巴细胞输注，缓解率65%～75%，并发症为移植物抗宿主病和骨髓抑制；NST或二次移植。

甲磺酸伊马替尼不增加移植相关发病率和死亡率，对Allo-SCT后复发患者仍然有效，有研究提示甲磺酸伊马替尼与供者淋巴细胞输注有协同作用。

（6）慢性髓细胞白血病晚期的治疗。晚期患者对药物耐受性差，缓解率低且缓解期很短。

加速期治疗：

① Allo-SCT。人类白细胞抗原相合同胞间移植和非亲缘间或单倍型移植的无病生存分别为30%～40%和15%～35%。

②甲磺酸伊马替尼。完全血液学缓解、主要细胞遗传学缓解和完全细胞遗传学缓解分别为34%、11%～25%和11%～19%。

③其他。干扰素联合化疗药物或使用联合化疗方案等。

急变期治疗：

①化疗。髓系急变可采用急性非淋巴细胞白血病方案化疗；急淋变可按急性淋巴细胞白血病方案治疗。

②甲磺酸伊马替尼。完全血液学缓解、主要细胞遗传学缓解和完全细胞遗传学缓解分别为8%、3%～8%和0～2%，且疗效维持短暂。

③ Allo-SCT。复发率高达 60%，长期无病生存仅 15% ~ 20%。对于重回慢性期后做移植者，其效果同加速期。

慢性淋巴细胞白血病的治疗

根据临床分期、症状和疾病活动情况而定。慢性淋巴细胞白血病为一慢性惰性病程，随访结果表明早期治疗并不能延长患者生存期，早期（Rai 0 ~ Ⅱ期或 Binet A 期）患者无须治疗，定期复查即可。出现下列情况说明疾病高度活动，应开始化疗。

（1）体重减少 ≥ 10%、极度疲劳、发热（38℃）>2 周、盗汗。

（2）进行性脾肿大或脾区疼痛。

（3）淋巴结进行性肿大或直径 >10cm。

（4）进行性淋巴细胞增生，2 个月内增加 >50%，或倍增时间 <6 个月。

（5）激素治疗后，自身免疫性贫血或血小板减少反应较差。

（6）骨髓进行性衰竭；贫血或血小板减少出现或加重。在疾病进展期（Ⅲ、Ⅳ期或 C 期），却无疾病进展表现者，有时也可"观察和等待"。

既往因无药物和方案能够治愈或延长慢性淋巴细胞白血病生存

期，治疗均为姑息性，要求毒性小，能有效减轻肿瘤负荷，改善症状。近来研究发现，完全缓解患者生存期较部分缓解和无效者长，因此应致力于提高完全缓解率和尽可能清除微小残留白血病。

（1）化学治疗。苯丁酸氮芥（CLB）是烷化剂，有连续和间断两种用法。连续用药剂量为每日 $4 \sim 8mg/m^2$，连用 $4 \sim 8$ 周。其间需每周检查血象，调整药物剂量，以防骨髓过度受抑制。间断用药总量 $0.4 \sim 0.7mg/kg$，1天或分成4天口服，根据骨髓恢复情况，每 $2 \sim 4$ 周为一个循环。对初治慢性淋巴细胞白血病，烷化剂完全缓解率不足 10%，总治疗反应率 $50\% \sim 60\%$，预期中位生存期 $50 \sim 70$ 个月。

氟达拉滨（Flu）是嘌呤类似物，用量一般为每日 $25 \sim 30mg/m^2$ 连续 3 天静脉滴注，每4周重复一次。Flu 的完全缓解率达 $20\% \sim 30\%$，总反应率约 80%，中位缓解期约是 CLB 的 2 倍，但二者总生存期无差异。

其他嘌呤类药物还有喷妥司汀（dCF）和克拉屈滨，烷化剂还有环磷酰胺。COP 或 CHOP 联合方案化疗并不优于单药治疗。烷化剂耐药者换用 Flu 仍有效。嘌呤类似物联合烷化剂，如 Flu 联合环磷酰胺（FC），优于单用 Flu，能有效延长初治慢性淋巴细胞白血病的无进展生存期，并成为治疗难治复发慢性淋巴细胞白血病的化疗方案之一。

（2）免疫治疗。阿来组单抗（Campath-1H）是人源化的鼠抗人 CD52 单克隆抗体，几乎全部慢性淋巴细胞白血病细胞表面均有 CD52 表达。p53 缺失者对烷化剂、嘌呤类药物及 CD20 单抗耐药，而 Campath-1H 对其仍有疗效。Campath-1H 能够清除血液和骨髓内的慢性淋巴细胞白血病细胞，也可考虑用于维持治疗。

利妥昔单抗（Rituximab）是人鼠嵌合型抗 CD20 单克隆抗体，因慢性淋巴细胞白血病细胞表面 CD20 表达较少、血浆中存在可溶性 CD20 分子，Rituximab 在慢性淋巴细胞白血病患者体内清除过快，需加大剂量或密度才能有效。与 Campath-1H 相比，Rituximab 骨髓抑制和潜在的细胞免疫抑制作用均较弱。

（3）化学免疫治疗。Rituximab 可以增强嘌呤类似物的抗肿瘤活性，Rituximab + Flu 的完全缓解率和生存率高于单用 Flu。FC 联合 Rituximab（FCR）治疗初治慢性淋巴细胞白血病，获得完全缓解率 70%，总反应率 95%，40% 以上完全缓解患者的骨髓中 PCR 检测未发现微小残留病，4 年无治疗失败生存率为 69%。这是初治慢性淋巴细胞白血病迄今获得的最佳治疗反应。

（4）造血干细胞移植（HSCT）。在缓解期行自体干细胞移植治疗慢性淋巴细胞白血病效果优于传统化疗，患者体内的微小残留病可转阴，但随访至 4 年时，50% 复发。Allo-HSCT 治疗慢性淋巴细

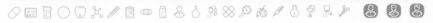

胞白血病可使部分患者长期存活至治愈，但患者多为老年，常规方案的移植相关并发症多，近年非清髓性干细胞移植技术不断成熟，可望降低移植相关死亡率，提高存活比例。

（5）并发症治疗。因低 γ 球蛋白血症、中性粒细胞缺乏及老龄，慢性淋巴细胞白血病患者极易感染，严重感染常为致死原因，应积极治疗。反复感染者可静脉输注免疫球蛋白。并发自身免疫性溶血性贫血或特发性血小板减少性紫癜者可用糖皮质激素治疗，无效且脾大明显者，可考虑切脾。

白血病治疗推荐食疗方

（1）鲜蘑白菜水饺

配方：面粉、白菜各 500g，鲜蘑菇 100g 及调料适量。

制法：面粉与微量精盐、200g 冷水相和，反复揉搓成光滑、柔软的面团，加盖，醒 15 分钟，白菜入沸水中烫软，剁碎，与鲜蘑末拌和，加姜末、葱花、黄酒、精盐、麻油、味精，调制成馅，把面团分 60 份，擀皮，包成饺子，入沸水中煮熟。

功效：解毒抗癌。

主治：适用于白血病、子宫癌、皮癌、肉瘤等。

（2）口蘑烩豆腐

配方：口蘑 15g，豆腐 1 小块，火腿末、豌豆各 10g 及调料适量。

制法：口蘑泡开后洗净，泡蘑菇水澄清待用；豆腐切长条形，用开水烫后捞出沥水。锅内放鲜汤及泡蘑菇水烧开，放入口蘑、豆腐、火腿末、豌豆，加盐，炖煮约 10 分钟，勾芡，调入味精，淋少许麻油。佐餐食。

功效：补气健脾益胃。

主治：适用于肺病、白血病、贫血、婴幼儿缺钙、缺铁等症。

（3）蒜苗炒河蚌肉

配方：蒜苗、河蚌肉各 250g，蒜 2 瓣及调料适量。

制法：蒜苗洗净，切成 2～3cm 长的段，河蚌肉用刀背拍松，沸水中略烫后切成片，加黄酒、盐，拌匀待用，菜油烧熟，降温片刻爆香蒜茸、姜末，下蒜苗煸炒至半熟，入蚌肉，调入精盐、白糖，煮沸约 4 分钟，加味精即成。

功效：清热解毒，抗癌利尿。

主治：可作为一切恶性肿瘤、白血病的辅助治疗。

（4）大蒜豆腐

配方：嫩豆腐 400g，青大蒜 100g，调料适量。

制法：菜油烧热，待降温至六成热时，放入蒜段煸炒至软，加入豆腐块，边炒边加适量的黄酒、酱油、精盐、白糖等调味品，再加少许水煮沸，勾薄芡，调入味精。

功效：补虚解毒。

主治：一切恶性肿瘤及白血病患者之膳食。

（5）大蒜烧茄子

配方：大蒜 25g，茄子 500g，食盐 2g，白糖 5g，酱油 10g，味精 1g，生姜 5g，葱白 10g，干淀粉 10g，菜油 50g，清汤 200g。

制法：茄子撕去蒂把，洗净，切成两半，在每半的表面上划成约 1cm 宽的十字花刀，然后切成约 4cm 长、2cm 宽的长方块（深切不断为度）。每瓣蒜切成两半，将盛菜油的锅烧热，炼至油泡散尽，冒青烟时离火。待油稍降温后，把茄子逐个放入锅内翻炒，下入姜末、酱油、盐、蒜及清汤，烧沸后，用文火焖 10 分钟，翻匀，撒入葱花，用白糖与淀粉加水调成的芡汁勾芡，调入味精。

功效：清血热，行气滞，利水湿，解邪毒。

主治：适用于紫癜、白血病等治疗。

（6）蟾蜍煮鸡蛋

配方：蟾蜍（活）1 只，鸡蛋 1 枚。

制法：蟾蜍洗净，去内脏，腹内放入鸡蛋 1 枚，缝合，煮 30～40 分钟。每日取蛋食之，7 日为一个疗程，观察症状和血象，如无不良反应，可再服。

功效：解毒抗癌，扶正祛邪。

主治：急性白血病。

（7）十全大补汤

配方：黄芪、党参、茯苓、白术、熟地、白芍各 10g，当归 5g，肉桂 5g，川芎、甘草各 3g，大枣 12 枚，生姜 20g，肥鸡半只，老鸭子半只，肘子 250g，猪肚 250g，墨鱼 50g，棒骨 500g，香菇、蘑菇、冬笋、花生米各 50g，花椒、盐、胡椒粉、葱节、料酒、味精各适量。

制法：将黄芪去芦头，加水略浸泡后，切片，晾干，大枣用酒刷干，鸡、鸭、肘子洗净，墨鱼泡软，撕去膜（不去骨），棒骨捶破，冬笋切片，蘑菇切两片，香菇切块，沸水锅中余下，捞出晾凉。将党参、黄芪、大枣、花生米 4 味包成一包，白术等 9 味包成一包备用。锅内放冷水 6000ml，置旺火上，放入鸭、鸡、肘子、猪肚、墨鱼、棒骨、两个药包、葱节、花椒，烧沸，30 分钟后改用文火，加入料酒、继续炖至汤浓缩至 3000ml 时，再减小火力，炖至鸡、鸭烂熟。取出熟鸡切块，鸭斩长条，猪肚切丝，肘切为 12 块，墨鱼去骨切片，以上分别盛在 12 个碗中另取小锅，放入冬笋、香菇、蘑菇，倒入部分原汤，烧沸后，将冬笋、蘑菇和香菇块均匀地放在 12 个碗中。将全部原汤过滤、除去杂物，倒入小锅内烧沸，加入盐、味精、胡椒粉，搅匀，分别舀入以上12个碗中。每日一次，每次一碗，晨起空腹食用。

功效：黄芪、党参、白术、茯苓、甘草、大枣补中益气、健运脾胃，当归、熟地、川芎、白芍、墨鱼、肥鸡、老鸭、肘子、花生、棒骨滋阴补血，肉桂助阳以生血。本品补气血，健脾胃，扶虚弱。

主治：病久体虚、阴阳双亏，白血病的辅助治疗，白细胞减少症。

（8）冬瓜薏米汤

配方：冬瓜300g，薏米30g。

制法：二者同煮1小时。取汤，加盐或糖调味后饮汤，每日或隔日一次。

功效：健脾利湿，解毒清热。

主治：对细胞免疫及体液免疫有促进作用，有一定的抗癌作用，用于白血病及其他肿瘤的辅助治疗，用于小儿免疫功能低下所致的疾病。

白血病治疗推荐中药方剂

（1）益气养阴解毒汤

功效：益气养阴，清热解毒。

主治：气阴两虚。

组成：黄芪 30g，太子参 20g，黄精 15g，白术 12g，茯苓 10g，生地 20g，麦冬 20g，天冬 15g，旱莲草 18g，女贞子 15g，白花蛇舌草 30g，半枝莲 30g，蒲公英 30g，小蓟 15g，甘草 5g。

用法：水煎服，每日一剂，日服 2 次。

（2）慢白汤

功效：补气血，益脾肾。

主治：慢性白血病。头昏耳鸣，心悸气短，纳食不香，面色萎黄，浮肿，腰酸腰痛，疲乏无力，潮热，腹胀，大便时结时溏，舌苔淡薄，或薄白，脉象细濡涩，或沉微迟。

组成：西党参 9g，全当归 9g，生白术 9g，生黄芪 15g，怀山药 15g，云茯苓 15g，熟枣仁 15g，制首乌 15g，银柴胡 3g，炒白芍 6g，大红枣 6 枚。

（3）急白汤

功效：清热解毒，凉营止血。

主治：急性白血病。寒热头痛，胸烦作恶，夜寐不安，神昏谵语，出汗口干，咽痛红肿，口鼻出血，舌苔黄腻，或糙，或干而焦黑，舌尖红，脉洪数或滑大。

组成：金银花 15g，连翘 15g，犀角粉 1.5g（冲服），射干 6g，板蓝根 9g，天花粉 15g，京赤芍 9g，粉丹皮 9g，生山栀 6g，焦山栀 6g，干芦根 30g，淡竹叶 15g。

常见白血病出血的处理方式有哪些

白血病的出血可遍及全身各部位，致命的出血需要及时处理。

（1）由于急性白血病并发弥散性血管内凝血（DIC）引起的严重或广泛出血。急性白血病细胞可释放凝血活酶样物质激活凝血系统，产生典型的弥散性血管内凝血，尤以 M_3 型发生率最高，其次为 M_5 型，而急性淋巴细胞白血病较少发生。M_3 型特点是发病急，病情较凶险，出血倾向可严重，自然病程短，大约两周左右，常死于脑出血或胃肠道出血并感染等。此型报道于 1957 年约占急性白血病的 6%，过去病死率高，近年来有效的化疗药物增多，M_3 的预后大为改观，若治疗及时并处理恰当，常可获得长期生存。因此，遇有患者皮肤出血呈瘀点或大片瘀斑，穿刺部位易发生皮下出血或血肿，或多部位出血，如鼻腔、牙龈、口腔黏膜、球结合膜下、眼底等出血，严重者咯血、便血、尿血等，肝、脾及淋巴结肿大及胸骨压痛不明显者，应急查外周血尤其是血涂片，并同时静脉取血测凝血时间、凝血酶原时间、血浆鱼精蛋白副凝（3P）试验、纤维蛋白原半定量、优球蛋白溶解试验、纤维蛋白降解产物（FDP）定量等检查。若血涂片发现有多数异常的早幼粒细胞（胞质内充满粗大和深染的嗜苯胺蓝颗粒，但有时可为淡黄色细小颗粒），M_3 型多可基本确定（仍需做骨髓确诊，但有时涂片常不满意，因此型早期有高凝，骨髓液很易凝固）。若凝血时间缩短，凝血酶原时间延长，纤维蛋白原减少，3P 试验阳性，FDP 定量增加则说明存在弥散性血管内凝血，应给以肝素治疗。由于白血病细胞的促凝活性增高是发生弥散性血管内凝血的起因，不消灭这些细胞就不能从根本上解决，因此需要早期进行化疗。然而化疗又使白血病细胞大量破坏，常诱发或加重弥散性血管内凝血，所以必须化疗与抗凝同时进行，即肝素治疗 1 ～ 2 天后开始同时进行化疗。

目前对 M_3 型的抗凝治疗与其他病因引起的弥散性血管内凝血有些不同，即肝素应用的剂量应更偏小，一般第 1 日可 50 ～ 100mg 静脉滴注，以后每日 25 ～ 50mg 维持，5 ～ 7 天即可停用。至于化疗方案，前几年国内多采用 HOAP 方案（高三尖杉酯碱、长春新碱、阿糖胞苷及泼尼松），1987 年全国白血病化学治疗讨论会上，上海血液学研究所报告使用全反式维 A 酸诱导分化治疗 M_3 型 23 例，其 21 例获得完全缓解，且无一例发生弥散性血管内凝血。因此，可采用 HOAP 半量的方案或小剂量高三尖杉酯碱加口服维 A 酸的方案。

至于弥散性血管内凝血过程中是否联合应用纤溶抑制剂则取决于临床过程（弥散性血管内凝血晚期或优球蛋白溶解少于90分钟时要用）。如出血倾向严重，已用肝素后或化疗开始后，应每日或隔日输以新鲜血（库存血会加重弥散性血管内凝血，不宜用）补充所缺乏的凝血因子。M_3型大多数白细胞计数均偏低，不能因此而推迟化疗。

（2）由于血小板减少或血管壁遭浸润破坏而引起的出血。

①脑出血。常为白血病致死原因之一。白血病脑出血前常先已有皮肤黏膜的出血及贫血等病史，诊断未明确前可按一般处理原则，如保持安静、避免搬动、给氧等。诊断明确后输注浓缩血小板悬液或新鲜血，静脉滴注肾上腺皮质类药物如地塞米松每日20mg，分次静脉滴注，每6～8小时静脉速滴20%甘露醇250ml，减轻脑水肿以防止脑疝。

②胃肠道出血。由于血小板减少或白血病细胞局部浸润引起溃疡出血均有可能。除输新鲜血外，上消化道出血可口服或胃管注入冰生理盐水200ml内加去甲肾上腺素8～10mg，也可口服云南白药、三七粉、凝血酶或鲜藕汁，也可试用静脉滴注西咪替丁。下消化道出血可试用氢化可的松琥珀酸钠100～200mg加100ml生理盐水保留灌肠。

③阴道出血。如为月经经血量过多，可肌内注射丙酸睾酮

100mg，每日一次，连用3～5日，并可于月经第5日开始炔诺孕酮（避孕药）较长期服用，暂时避免月经来潮，以免加重贫血。如为年青女性可试用苯甲雌乙醇以达到止血目的。阴道出血一般多来自宫腔内出血，如子宫功能性出血，但对年青女性仍应注意排除流产、宫外孕等可能。此外有提出可采用三联药（丙酸睾酮、己烯雌酚及黄体酮），但对白血病患者不适宜，因止血后尚有撤退出血问题，年龄较大的妇女可请妇科会诊，可否采用棉酚治疗，促使绝经。若出血量很大，不能止住，亦需征求妇科意见有无子宫填塞或子宫切除的适应证。

第 5 章

康复调养
三分治疗七分养，自我保健恢复早

🩺 急性白血病的预后

急性白血病若不经特殊治疗，平均生存期仅 3 个月左右，短者甚至在诊断数天后即死亡。经过现代治疗，已有不少患者获得病情缓解以至长期存活。对于急性淋巴细胞白血病，1 ~ 9 岁且白细胞 $<50 \times 10^9$/L 预后最好，完全缓解后经过巩固与维持治疗，50% ~ 70% 患者能够长期生存甚至治愈。女性急性淋巴细胞白血病预后好于男性。年龄偏大、白细胞计数较高的急性白血病预后不良。急性早幼粒细胞白血病若能避免早期死亡则预后良好，多可治愈。染色体能提供独立预后信息。急性淋巴细胞白血病患者有 t（9；22）且白细胞 $>25 \times 10^9$/L 者预后差。此外，继发性急性白血病、复发及有多药耐药者以及需较长时间化疗才能缓解者，预后均较差。合并髓外白血病预后也较差。需要指出的是，某些预后指标意义随治疗方法的改进而变化，如 T-ALL 和 L_3 型 B-ALL，经有效的强化治疗预后已大为改观，约 50% ~ 60% 的成人患者可以长期存活。

🩺 慢性髓细胞白血病的预后

慢性髓细胞白血病化疗后中位生存期约 39 ~ 47 个月，5 年生存率 25% ～ 35%，8 年生存率 8% ～ 17%，个别可生存 10 ～ 20 年。影响慢性髓细胞白血病的主要预后因素有：初诊时预后风险积分；治疗方式；病程演变。近年来，异基因造血干细胞移植 Allo-SCT 和甲磺酸伊马替尼治疗慢性髓细胞白血病已经改变了慢性髓细胞白血病的预后和生存。总的来说，对于慢性髓细胞白血病慢性期患者，IFN-α ± Ara-C 优于 HU，甲磺酸伊马替尼又佳于 IFN-α ± Ara-C。Allo-SCT 是公认的根治方法，适合移植者长期的完全分子生物学缓解和治愈率约 50%。甲磺酸伊马替尼和 Allo-SCT 是目前优先采用的治疗方式。

慢性淋巴细胞白血病的预后

慢性淋巴细胞白血病是一种异质性疾病，病程长短不一，有的长达 10 余年，有的仅 2 ～ 3 年，多死于骨髓衰竭导致严重贫血、出血或感染。慢性淋巴细胞白血病临床尚可发生转化（Richter 综合征），或出现类似幼淋巴细胞白血病血象，如出现大细胞淋巴瘤病理学结构，中位生存期仅 5 个月。不到 1% 的慢性淋巴细胞白血病向急性白血病转化。

白血病常见的六大感染部位

　　白血病是一类造血干细胞异常的克隆性恶性疾病。其克隆中的白血病细胞失去进一步分化成熟的能力，而停滞在细胞发育的不同阶段。在骨髓和其他造血组织中，白血病细胞大量增生积聚并浸润其他器官和组织，同时使正常造血受抑制，临床表现为贫血、出血、感染及各器官浸润症状。尤其需要提出的是感染，白血病患者的感染部位较多，常见的主要有以下六种。

　　（1）口腔。最为常见，包括齿龈、颊黏膜、软腭部，表现为溃疡或糜烂出血，严重的可有软组织感染引起的蜂窝组织炎。

　　（2）鼻腔。鼻黏膜出血、糜烂，严重时可致鼻中隔穿孔等。

　　（3）呼吸道。包括气管、支气管及肺部感染，患者常有咳嗽、咳痰、胸痛及憋气等症状。

　　（4）肛周。在有痔疮、肛裂或大便不通畅的患者中容易发生，常表现局部疼痛、红肿、糜烂及软组织蜂窝组织炎感染。

　　（5）泌尿道。女性相对多见，表现为尿频、尿急、尿痛等尿道刺激症状或血尿。

　　（6）皮肤。局部出现脓疖、溃烂等。

白血病患儿的心理护理如何进行

儿童是家庭乃至社会的希望，他们的健康与否关系重大，因此，多一点对他们的关注是至关重要的。

对于白血病而言，由于病情严重，发展快，加上化疗常可引起脱发、麻木、乏力、发热等并发症，此时孩子很容易产生悲观沮丧情绪，有的甚至对治疗失去信心。家长在此阶段鼓励和安慰孩子勇敢"熬"过去，对于减轻其心理痛苦和帮助病情康复都十分重要。那么，白血病患儿的心理护理如何进行呢？

（1）热情帮助、关心患儿，让年长患儿认识到珍惜生命的重要意义，建立起战胜疾病的信心。

（2）向家长及年长患儿介绍白血病的有关知识，宣传儿童白血病的预后已有很大改善。如急性淋巴细胞白血病完全缓解率达95%以上，5年以上存活者达70%左右，部分患儿已获治愈；急性非淋巴细胞白血病的初治完全缓解率已达75%左右；目前已公认白血病不再被认为是致死性疾病。

（3）阐述化学药物治疗是治疗白血病疗法中的重要手段。让家长了解所用的化疗药物、剂量、副作用及可能出现的不良反应（如合并感染、出血、血尿、脱发等），了解定期化验（血象、骨髓、肝、肾功能、脑脊液等）的必要性，以及患儿所处的治疗阶段，使患儿能积极接受治疗，使治疗方案有效进行。

（4）定期召开家长座谈会，让患儿家长交流护理和配合治疗的经验，讲述不坚持治疗带来的危害。

（5）定期召开联欢会，让新老患儿家长交流体会，让初治者看到已治愈者的健康状况、从而增加治愈的信心。

与此同时，医护人员还应针对每个患儿的具体情况做好心理疏导工作，使患儿感到医护人员可信，给患儿心照不宣的支持、鼓励和依靠的力量。

心理护理对白血病患儿的治疗是至关重要的，有了治疗的勇气和信心才能做到积极地接受治疗，这样才有可能使病情缓解甚至痊愈。当然，如有特殊情况要及时救治。

白血病口腔溃疡如何护理

由于化疗药物的应用和白血病细胞的直接浸润，大约 80% 白血病患者出现口腔溃疡。因此口腔护理在白血病治疗中有着十分重要的意义。

口腔溃疡是白血病病程中经常反复出现的并发症之一，它不仅给患者带来许多痛苦，而且引起患者的食欲不振，营养不良，机体抵抗力降低，造成"感染－溃疡"的恶性循环，是治疗过程中一个难关，也是护理中的棘手问题。故此口腔护理是治疗白血病过程中一个重要环节。

（1）口腔溃疡一般分3种类型

①细胞浸润型。多由白血病细胞对口腔黏膜浸润造成的。采用0.85%盐水10ml稀释环磷酰胺100ml（或阿糖胞苷50ml）涂抹口腔溃疡处后涂香油。

②感染型。在治疗过程中由于身体免疫力低下，造成细菌、霉菌、病毒的感染或二重感染。

霉菌、念珠菌感染：用制霉菌素粉剂涂抹（0.85%盐水漱口后），再涂一层香油。

细菌型：甲硝唑粉剂与香油混合涂抹或治疗同混合型中。

疱疹病毒：用中药冰片＋青黛＋硼砂＋2%利多卡因按一定比例配成散剂涂抹患处，再涂香油。

以上处置中涂香油的目的是保护药物不被口腔分泌物冲洗掉。

③混合型。在白血病细胞浸润的基础上又合并病毒感染。除了上述方法多采用0.85%盐水漱口，再用0.75%酒精过滤的氧气在溃疡面处喷冲3～5分钟后，局部涂青霉素（稀释液80万U＋双黄连

稀释液 600mg）混合液。每日 2 ~ 3 次重复上述处置，2 ~ 3 天即愈。

或用 0.85% 盐水漱口后，再用过氧化氢清洗患处，而后用甲硝唑＋核黄素＋制霉菌素各 1 片混合粉剂局部涂抹溃疡面后，常规涂一层香油。每日 2 次，3 天即愈。

白血病患者在治疗过程中，由于抗生素的长期应用造成二重感染，使口腔酸碱环境和厌氧环境有利于病菌的生长繁殖，因此造成口腔溃疡长期不愈。还可以给予氧气喷冲或 5% 碳酸氢钠溶液漱口后重复上述护理方法。

（2）口腔溃疡的预防

①经常漱口，刷牙保持清洁。

②防止口唇干裂，经常涂油剂。

③防止出血，预防感染。

如何防治白血病皮肤感染

白血病患者极易伴发皮肤感染，且发展迅速，形成蜂窝组织炎，以头面发生最多见。

（1）预防方法。皮肤感染的防护主要有 5 个方面。

①保护皮肤和口腔黏膜的清洁。

②剪短指甲。

③选择适宜的护肤品。

④穿着柔软的衣裤。

⑤正确处理蚊虫叮咬。蚊虫叮咬后在红肿处涂少许清凉油、风油精、花露水及速效止痒液等；若被蜜蜂、蝎子蜇伤时，可及时用3%碳酸氢钠或3%氨水等涂布局部。稍后以盐水或肥皂水冲洗净即可。

（2）治疗措施。一旦皮肤感染形成，应及时进行抗感染处理。

怎样克服化疗对胃肠道的影响

化疗是白血病治疗中最为普遍的治疗方法，在化疗阶段中，患者会出现化疗反应，如恶心、呕吐、腹泻或者便秘的症状，这其实是对于患者胃肠道产生了伤害。那么，怎样克服化疗对胃肠道的影响呢？

（1）恶心、呕吐。最常见的副作用，因选用药物的不同，其恶心和呕吐的程度也不同。这些症状可能在治疗一开始就出现或是治疗后 8 ~ 12 小时才出现，不舒服的时间短则 1 ~ 2 个小时，多则可达好几天。恶心及呕吐通常是可以控制的，至少是可以减轻的，现在已有许多新的止吐药，其治疗效果大多不错，所以不要被第一次的不愉快经验而吓坏了。

当接受化学治疗后，出现严重的恶心和呕吐时，请告诉您的医生及护士，因为超过一天较严重的呕吐可能让您体内水分或电解质失调，造成缺水性虚脱。

①少量多餐。

②尽量细嚼慢咽，才可消化得更好。

③食物选择尽可能清淡，避免太油腻的食物。

④如果恶心发作的时间在早上居多，试试在起床前吃一些点心像麦片、饼干等。

（2）腹泻。当化学治疗影响到消化道表皮黏膜细胞时，就可能导致腹泻。如果您的腹泻很严重，请教您的医生是否要改吃清淡流质食品以让肠道能够稍微休息。等您感觉好一点了，可以慢慢在饮食中加入一些低纤维的食品。

①少量多餐。

②避免摄取高纤维食品，像全麦面包、麦片、生菜、豆子、坚果、菜籽、爆米花、水果以及干果等，这些食物可能引起腹泻或腹部绞痛。

③改吃低纤食品，例如白面包、白米饭或面条、香蕉、乳酪、罐装或煮过的无皮水果、无皮的马铃薯、蔬菜浓汤、无皮的鸡肉以及鱼类等。

④避免油炸、油腻、辛辣的食物，以免刺激肠胃蠕动造成腹泻及绞痛。

⑤腹泻可能让体内的钾流失，必要时可补充如香蕉、橘子、马铃薯、桃子等含高钾的食物。

⑥多喝水以保持水分平衡。腹泻令您大量失水，所以宜多喝水。

（3）便秘。有些人接受化学治疗后出现便秘的问题，这可能是因为药物的缘故，也可能由于食量减少或较少活动的关系。

①多喝水帮助软化粪便。

②多吃一点高纤食品，包括蔬菜、水果、全麦面包、豆类等都有丰富的纤维素含量。

③在自己的体力许可下，做适度的运动。

白血病能否彻底治好呢

白血病是造血组织的恶性疾病，近些年白血病已经夺去了非常多朋友的生命，那么，白血病能治好吗？相信这也是很多人关心的问题。

这个问题如果在20世纪60年代提出则回答是否定的，但从目前进展的情况看来，回答是可能的。因为现在已有较多长期存活的白血病患者存在，这就是一个铁的事实。

白血病治愈的标准是什么？白血病患者的骨髓象及血象达到正常范围，临床无症状，和正常人一样可以毫无顾虑地生活和工作。一般过 5 年不复发就有希望，10 年可视为治愈。

当一个患者初治时，医生还不能预计是否能长期存活。这要看发展过程，要看该白血病患者的白血病细胞对化学治疗是否敏感，医生是否很有经验地掌握整个治疗过程及用药方法，帮助患者渡过难关。

为了使白血病患者长期存活，需要解决白血病细胞的耐药问题，藏在患者体内的残留白血病细胞消灭问题，白血病的发病机制是种种因素导致染色体上基因突变所致，如果有什么办法逆转这种基因突变，或将突变基因调去代之以正常基因，这就是根除白血病的最理想办法。

白血病容易复发的七大原因

白血病为什么会复发呢？导致白血病复发的原因可以辩证的观点来看：就白血病而言，外因为空气污染之气吸入人体，污染人体血液，带有化肥农药的蔬菜水果等食物，食后吸收入血，破坏了正常的骨髓血液；内因为自身体质下降，抗病能力减弱；外因通过内因而发病。我们可以从以下7个方面来分析导致白血病复发的原因。

（1）放松治疗。在我们的临床中经常遇到有些患者在取得完全缓解后，就自以为万事大吉了，不再按医嘱治疗，不再按时服药、复查，与医生的联系减少，等到复发之时往往悔之晚矣。

（2）身心劳累。患者患病后经济支出巨大，家庭负担沉重，因此，在病情稳定后便急于劳动，以望减轻家庭的压力。但此时患者处于初步恢复期，体质尚未完全恢复，一旦劳累，身心疲惫，则正气下降，抗病能力减弱，病邪会乘虚而入，卷土重来。

（3）感冒频发。感冒是导致白血病复发的最常见因素，因此，在日常生活中一定注意预防。注意天气变化，及时增减衣物，避免雨淋。

（4）心情不畅。生气和郁闷都会使气血在体内运行失常，流通不畅，造成脏腑功能紊乱，病情复发。

（5）饮食无度。有些患者在饮食方面无所顾忌，认为能吃能喝对康复更有利。因此，大鱼大肉，暴饮暴食，出现脾胃功能负担过重。

（6）起居不规律。养生之道在于"早睡早起、起居有常"，就是倡导人们生活要有规律，这样才有利于健康。当今社会，花花世界，灯红酒绿，夜生活丰富多彩，许多年轻患者沉溺其中，忘记休息，起居没有规律。

（7）舒适过度。有些缓解后的患者为了保养好身体，便很少出门，活动减少。其实，除药物外，适当运动对于免疫功能的恢复有明显的促进作用，也是预防复发、走向康复的重要措施。

另外，有专家表示，体质的好转是预防白血病复发的重要因素。

两个人从监狱的铁窗往外看，一个看到的是地上的烂泥，另一个看到的却是天上的星星。在生活中乐观开朗，保持良好的心态，处变不惊，疾病也会远离你。面对白血病，应该坦然处之，树立战胜疾病的信心，才能早日驱除白血病病魔。

染色体异常可预测白血病复发

一篇由俄亥俄州立大学的研究人员所发表的研究证实，急性髓细胞白血病病愈的患者之骨髓细胞中，如果带有一种异常的染色体，那么他们复发的风险将高出一般的急性髓细胞白血病患者两倍。

这篇研究建议，为急性髓细胞白血病患者进行染色体的异常检测，以发现患者是否为高复发风险族群，这意味着染色体异常的急性髓细胞白血病患者必须接受更强大的治疗。

这篇研究结果发表于 2004 年 6 月 15 日的 Journal of Clinical

Oncology。

这是医学界第一次在急性髓细胞白血病患者中发现，在病愈期间出现异常的染色体与复发有极大的关联性，即使这些患者的血液计数和其他参数值优良，仍有较高的复发风险。

大约 60% ~ 70% 的急性髓细胞白血病患者在接受骨髓移植后可以免除急性髓细胞白血病，但是只有 30% ~ 40% 的患者可以完全病愈而不再复发。

大约 55% 的所有急性髓细胞白血病患者中会发现异常的染色体，只有 45% 的患者有正常的染色体。

白血病患者预防感冒的小秘方

白血病患者可以通过以下食物来预防感冒的侵袭。

（1）热柠檬水。柠檬榨汁，加入砂糖或蜂蜜，再加入温开水即成。感冒时一天喝上 500 ~ 1000ml，流鼻涕减轻了，感冒散得也快，尤其是刚感冒时，甚至可因此不药而愈。

柠檬富含维生素 C，具有抗菌、提高免疫力、协助骨胶原生成、开胃消食、生津止渴及解暑等多种功效，平时亦可多喝热柠檬水来保养身体，补充维生素 C。

红糖甘温，白糖甘平，白糖能润肺生津，对于口渴、咽干的燥咳较适合。而蜂蜜能益阴润燥，可治肺燥咳嗽、肠燥便秘，不过吃太多会腹胀腹泻，故不宜过量。

（2）洋葱煮黑糖。洋葱三分之一颗切丝，黑糖少许，一饭碗水。大火煮滚，小火再续煮十分钟。至剩半碗水温服。饮用一次即见效，饮用两三次即痊愈。

（3）梅粉西红柿汁。现榨西红柿汁，如果嫌味道不够可口，可在榨西红柿汁的同时，加一些新鲜的梅粉，富含维生素 C，可提高人体的免疫力，且是人间美味。

西红柿汁富含维生素 A 及维生素 C，可提高人体免疫力，红透者比绿色者所含维生素 A 更多。由于钾离子含量亦多，故适合高血压患者。茄红素则可清除体内自由基，一般认为有防癌的功效。酸梅可收敛生津，治久咳久泻，但不宜多食，因多食损齿、生痰助热，而且妇女经期亦忌之。

（3）热可乐。朋友长年旅居国外，带回一帖治感冒妙方：可乐加热后饮用。据说，可乐原是古老的治感冒方，后来演变为可口的饮料。不过，可乐伤胃，使用此方宜渐进。

此法可暂时提神，补充热量，但胃肠不好者宜小心。现代人不乏喜爱长期饮用可乐者，由于可乐含糖较多，并含有咖啡因，会引起精神亢奋，日积月累还有引发骨质疏松之虞，故应多加注意。

（4）热水果茶。阳桃或柳丁、苹果等水果切丁，加水煮沸后，再转小火煮 15 ~ 30 分钟，趁热饮用。

热果茶具有天然果香、甜味与维生素 C。阳桃清热生津，可治风热咳嗽、口疮龈肿、烦渴等。苹果则能生津止渴、润肺、解暑。柳丁果肉滋润健胃，果皮化痰止咳、健脾胃，种子具消肿止痛功效。

白血病化疗易发生感染的原因及预防措施

白血病患者的免疫功能低下，加之化疗对机体免疫功能的影响，使患者对感染的抵抗力很低，所以易发生感染。

白血病化疗常见的感染部位为：口腔、肛周、呼吸道和肠道。

那么，应该如何预防感染呢？

（1）预防口腔感染。可用 3% 的小苏打，1：2000 的氯己定交替漱口，小苏打可预防真菌感染，氯己定可预防细菌感染，注意一定要含漱 3 分钟，并且要有鼓腮运动。千万不要走形式，否则一个小小的口腔溃疡，在白细胞低时就有可能引起高热。

（2）预防肛周感染。每次便后用 1：2000 的氯己定坐浴 20 分钟。化疗时为了预防恶心呕吐，常用止吐药，但止吐药有使大便干燥的副作用，要多吃含纤维多的蔬菜，必要时服用一些缓泻剂。防止肛裂，如果一旦发生肛裂者用碘伏消毒。

（3）预防肺部感染。减少人员探视，病房应每日通风换气，每2日紫外线照射消毒20分钟。紫外线灯对眼睛有损伤，消毒时应离开病房或用防紫外线伞遮盖。化疗血象低时，注意戴口罩，一定注意更换口罩，每天至少2次，预防呼吸道感染。

（4）注意饮食卫生，防止肠道感染。由于白血病患者化疗后免疫力低下，一般的饮食正常人可能没有任何反应，但白血病患者吃了就可能有事，所以要注意饮食卫生。

儿童白血病患者出院后须知

儿童白血病是最常见的恶性肿瘤中的一种，发病率高。现代医学技术越来越先进，大部分患儿能够得到根治，能恢复正常的生活。所以正确的选院就医与及时专业的治疗是很重要的。

另一方面，当儿童白血病患者得以缓解和临床治愈以后，出院回家后的调养也成为大家关注的热点问题，对于儿童白血病患者，出院后回到家中，我们需要注意些什么呢？

（1）充分休息。儿童白血病患者常有活动无耐力现象，需卧床休息，但一般不需绝对卧床。长期卧床者应常更换体位、预防褥疮。

（2）预防感染。感染是导致儿童白血病患者死亡的重要原因之一。儿童白血病患者免疫功能减低，化疗药物对骨髓抑制常致成熟中性粒细胞减少或缺乏，使免疫功能进一步下降。粒细胞减少或缺乏和免疫功能下降是发生感染的危险因素。粒细胞减少持续时间越久，感染的威胁愈大。预防感染可采取以下措施。

①保护性隔离。儿童白血病患者应与其他病种患儿分室居住，以免交叉感染。粒细胞及免疫功能明显低下者，应置单人病室，有条件者置于超净单人病室、空气层流室或单人无菌层流床。普通病室或单人病室需定期进行紫外光照射、戊二醛熏蒸。限制探视者的人数及次数，工作人员及探视者在接触患儿之前要认真洗手。

②注意个人卫生。保持口腔清洁，进食前后用温开水或复方氯己定含漱液漱口。宜用软毛牙刷，以免损伤口腔黏膜引起出血和继发感染。如有黏膜真菌感染可用氟康唑或依曲康唑涂擦患处。勤换衣裤，每日沐浴有利于汗液排泄，减少发生毛囊炎和皮肤疖肿。保持大便通畅，便后用温水或盐水清洁肛门，以防止肛周脓肿形成。

③观察感染的早期表现。每天检查口腔及咽喉部，有无牙龈肿胀、咽红、吞咽疼痛感，皮肤有无破损、红肿，外阴、肛周有无异常改变等，发现感染先兆时，及时处理。对合并感染者可针对病原选用

2～3种有效抗生素口服、肌内注射或静脉滴注。

④严格执行无菌操作技术。进行任何穿刺前，必须严格消毒。各种管道或伤口敷料应定时更换，以免细菌生长。

（3）增加营养，注意饮食卫生。给予高蛋白、高维生素、高热量饮食。鼓励患儿进食。食具应消毒，水果应洗净、去皮。

（4）消除心理障碍。让孩子能以积极勇敢的态度面对疾病，不要有心理压力。

（5）病情缓解后的护理。白血病完全缓解后，患儿体内仍有残存的白血病细胞（约 10^7 个），这是复发的根源，还需坚持化疗。化疗间歇期可出院，按医嘱给药及休养。已持续完全缓解1～2年者，化疗间歇期可上学。

第 6 章

预防保健

饮食护理应注意，疾病诱因要远离

白血病患者需多食用粗粮

白血病在中医学上称之为"虚劳、热劳、湿病"等，其主要发病原因主要是因为热毒雍盛、气阴两虚而有发热出血、心烦易怒、手足心热、汗多乏力等症状。因此白血病患者日常饮食中应多选用清凉解毒、健脾利湿等食物。而我们家中常见的五谷杂粮大多都具有以上之功效，所以白血病患者需多食用粗粮。

（1）玉米。味甘性平，具有健脾利湿、开胃益智、宁心活血的作用。玉米油中的亚油酸能防止胆固醇向血管壁沉淀，对防止高血压、冠心病有积极作用。此外，它还有利尿和降低血糖的功效，特别适合糖尿病患者食用。美国科学家还发现，吃玉米能刺激脑细胞，增强人的记忆力。玉米中所含的黄体素和玉米黄质可以预防老年人眼睛黄斑性病变的发生。

（2）薏米。其所含蛋白质远比米、面高，易消化吸收，对减轻胃肠负担、增强体质有益。中医学认为，薏米味甘淡，性微寒，有健脾、补肺、清热、利湿的作用。现代研究证明，薏米有抗肿瘤、增强免疫力、降血糖等功效。将薏米与大米煮粥或加入适量冰糖食用，能使肿瘤患者食欲增加、减低放化疗的毒副作用。此外，薏米中含有的薏苡素对横纹肌有抑制作用，可减少皱纹，爱美的人不妨多吃。

（3）高粱。高粱味甘性温，有健脾益胃的作用。小儿消化不良，可取高粱入锅炒香，去壳磨粉，每次取 2 ~ 3g 调服。但高粱性温，含有具收敛止泻作用的鞣酸，便秘者不宜食用。

（4）黄豆。黄豆性平味甘，有健脾益气的作用，脾胃虚弱者宜常吃。用黄豆制成的各种豆制品如豆腐、豆浆等，也具有药性，豆腐可宽中益气、清热散血，尤其适宜痰热咳喘、伤风外感、咽喉肿痛者食用。

（5）大米。又名粳米，味甘性平，具有补中益气、健脾和胃、除烦渴的功效。冬天室内暖气较热，空气干燥，早晚喝点大米粥，可以远离口干舌燥的困扰。特别需要提醒糖尿病患者的是，大米不同的烹调方法对血糖的影响不同。研究表明，等量大米煮成的干饭比稀饭对血糖的影响小。因此，糖尿病患者早餐进食干饭有利于控制血糖。

（6）小米。又名粟米，味甘性平，有健脾和胃的作用，适用于脾胃虚热、反胃呕吐、腹泻及产后、病后体虚者食用。小米熬粥时上面浮的一层细腻的黏稠物，俗称为"米油"。中医学认为，米油的营养极为丰富，滋补力最强，有"米油可代参汤"的说法。

（7）小麦。小麦味甘，性平微寒，有健脾益肾、养心安神功效。心烦失眠者可用小麦与大米、大枣一起煮粥服食。此外，麦麸含高膳食纤维，对高脂蛋白血症、糖尿病、动脉粥样硬化、痔疮、老年性便秘、结肠癌都有防治作用。

白血病患者如何进补

白血病患者由于机体代谢亢进，需给以高热量、高蛋白、富含维生素、矿物质而易消化的饮食，以补充体内热量及各种营养物质的消耗。尤其是白血病化疗期间患者常有食欲不振、腹胀、腹泻、恶心、呕吐等消化道反应，应注意菜肴的色、香、味、形，以引起患者的食欲。

（1）高蛋白。白血病是血细胞发生了病理改变所致，这类患者机体内蛋白质的消耗量远远大于正常人，只有补充量多质优的蛋白质，才能维持各组织器官的功能。蛋白质另一功能是构成抗体，具有保护机体免受细菌和病毒的侵害，提高机体抵抗力的作用。所以，白血病患者应摄入高蛋白饮食，特别是多选用一些质量好、消化与吸收率高的动物性蛋白和豆类蛋白质，如禽蛋、乳类、鱼虾、瘦肉、动物血、动物内脏、豆腐、豆腐脑、腐竹、豆浆等，以补充身体对蛋白质的需要。

肝脏含有丰富的蛋白质、多种维生素和重要的矿物质等。每100g肝脏含蛋白质21.3g，比瘦肉高35%，比鸡蛋高30%。微量元素铁、硒和铜等在动物肝脏中含量也较丰富。此外，肝脏还含有较多的核酸，它在预防癌症中起着潜在的作用。白血病患者日常饮食中经常吃些动物肝脏，是有极大益处的。

（2）多进食含维生素丰富的食物。临床资料证明，恶性肿瘤患者中约有 70% ~ 90% 的人体内有不同程度的维生素缺乏。国外医学研究证明，多吃富含维生素 C 的蔬菜与水果，能阻止癌细胞生成扩散。摄入大量维生素 C，还能增强机体的局部基质抵抗力和全身免疫功能，从而达到控制和治疗癌症的目的。含维生素 C 丰富的食物有油菜、雪里蕻、西红柿、小白菜、韭菜、荠菜、山楂、柑橘、鲜枣、猕猴桃、沙棘及柠檬等。

维生素 A 可刺激机体免疫系统，调动机体抗癌的积极性，抵抗致病物侵入机体。含维生素 A 丰富的食物有胡萝卜、南瓜、蛋黄、动物肝脏、鱼肝油、苜蓿、柿子椒以及菠菜等。

（3）多摄入含铁质丰富的食物。白血病的主要表现之一是贫血，所以在药物治疗的同时，鼓励患者经常食用一些富含铁的食物，如动物肝脏、血、甲鱼、豌豆、黑豆、绿色蔬菜、大枣、红糖、黑木耳、芝麻酱、蛋黄等。

近年来有人试用鹅血治疗恶性肿瘤，取得了一定疗效。白血病患者宜常食鹅血，鹅血的食用方法颇多，可根据自己的口味调剂食用。

（4）少食多餐，容易消化。白血病患者，尤其在化疗过程中，消化系统往往会出现诸多反应，如恶心、呕吐、腹胀、腹泻等症状，此时可采取少食多餐的进食方法，或在三餐之外，增加一些体积小、热量高、营养丰富的食品，如糕点、巧克力、面包、鹌鹑蛋、鱼松、酸牛奶、猕猴桃、鲜蔬汁等。

（5）根据病情对症调理饮食。患者如有食纳不佳、消化不良时，可供给半流质或软饭，如二米粥、肝末粥、蒸蛋羹、酸奶、豆腐脑、小笼包等，同时可佐以山楂、萝卜等消导性食物。

预防白血病，倡导儿童房简洁化

如今，随着人们生活水平的提高，物质条件的提升，父母总想把孩子的卧室布置得好看一些。但是，儿童房装修得越花哨，潜藏的危险元素就越多。有统计显示，儿童房越简单越安全，诱发儿童白血病的概率越低。

一些装修公司为了使复合地板具有实木地板的隔温效果，装修时往往会在复合地板下铺上一层价格低廉的大芯板，其中游离甲醛释放量很高。吊顶用的石膏板、细木工板和中密度板一样，也是用木料和胶压成的，也含有大量的甲醛。而这些都是可能引发白血病等血液病的诱因。

目前认为，患上白血病的四大原因有：化学污染因素、感染因素、放射因素和基因突变。专家建议，尽量选用实木材质或是用电子插接板做成的家具，同时要注意家具体积不要超过房间的一半，以利于通风。儿童房间的窗帘最好用纯棉制品，加大透气性。在注重精致美观的同时，一定要注意潜在的危险性因素。简洁、实用、环保的居住环境才是真正对孩子有益的。

提醒家长朋友们一定要注意上述潜在危险，为宝宝健康慎重考虑，防患未然。另外，提醒血液病患儿家长，防治结合，防治并重，是血液病患者踏上康复之路的颇佳选择，在选择恰当治疗方案的同时，按照上述提示做好防护工作，康复就不再遥远。

治疗白血病并不是一朝一夕的事，需要我们有耐心、恒心以及战胜疾病的决心。愿我们携手，为白血病患者的健康共同努力！

白血病治疗不是一刀切式的治疗，即使是相同的病种类型也会由于患者个体差异而有所不同，适合自己的才是最好的，不论哪种方式，要想取得确切疗效，需多种因素相互配合，多管齐下，治疗、护理、食疗等均注意为宜。

儿童白血病的预防很重要

由于儿童免疫力低，2～3岁是儿童急性白血病高发阶段，7～8岁是淋巴细胞白血病高发期。儿童白血病早期诊断是关键，家长朋友们一定要及时发现宝宝的异常。当患儿有两周以上的连续发热、消瘦、苍白、食欲减退、乏力、鼻衄、紫癜等出血症状、腹部膨隆或颈旁及身体任何部位发生肿块时，应及时到设有儿童血液病科等相关科室的医院做必要的特殊检查，排除隐患，防患未然。

儿童白血病的预防很重要。家长朋友们可以多带孩子到空气清新的公园、绿地等处做户外运动，以增强儿童体质，提高儿童免疫力。尽量减少家庭室内环境污染，保持儿童居室空气流通。让儿童远离微波辐射，尽量减少与手机、电脑、电视等有微波的电器的接触时间等等。

当孩子被确诊为儿童白血病时，也不要因过于担心而病急乱投医。据了解，通过及时有效的系统、正规治疗，70%～80%的急性淋巴细胞白血病儿童可以治愈，早期诊断是关键。切记接受系统正规的专业治疗才能早日康复起来。

对白血病患者有效的食疗方

（1）党参24g，龙眼肉24g，兔肉250g。加水炖熟，油盐调味服食。主治慢性白血病气血不足。

（2）肉桂3g，当归11g，黄芪11g，白术9g，茯苓9g，熟地16g，党参12g，白芍11g，甘草7g，川芎11g，猪排骨300g或鸡1只。中药常法水煎去渣，加入肉及清水，文火煮3～4小时，饮汤食肉，可连用5天，每天一小碗。余下的放冰箱保存。主治白血病气血不足。

（3）羊肉500g，黄芪25g，党参25g，当归25g，生姜适量。羊肉洗净切小块，黄芪、党参、当归用布包扎，加水共煮至羊肉将烂时放生姜和适量盐，待羊肉熟烂即可饮汤食肉。主治白血病贫血明显者。本品有温补作用，久食可生热。

（4）鲜旱莲草60g（干品30g），鳖甲24g，猪脊骨500g。一起加水熬3小时，调味饮汤。主治白血病发热有出血倾向者。

（5）猪皮500g，红枣250g，冰糖适量。猪皮去毛洗净加水适量炖煮成黏稠羹汤，再加红枣煮熟，入冰糖分顿随量佐餐食用。主治白血病紫癜明显者。

（6）鸡蛋1枚，阿胶6g，龟板18g，淡菜9g。先煮龟板、淡菜，加水500ml煎至100ml，去渣加入阿胶烊化，打鸡蛋取黄入内，搅拌即可，顿服。主治白血病阴虚出血。

（7）首乌6g，鸡蛋2枚。加水同煮，蛋熟后去壳煎片刻，吃蛋饮汤。主治白血病头昏眼花、腰膝酸软、自汗盗汗明显者。

（8）菌灵芝15g，黄精15g，鸡血藤15g，黄芪15g，猪或牛蹄筋100g。诸味同炖，去药渣，饮汤食肉。主治白血病贫血严重者。

（9）鲜胡萝卜不限量，压汁备用。每次口服50～100ml（可加少许白糖），每日3～5次。

（10）草莓汁80g，柠檬汁90克，蜂蜜50ml，凉开水100ml。将所有原料混合。主治白血病燥热便秘者。

（11）生大黄9g，丹皮3g，玄参9g，生地9g，大青叶9g，蝉衣5g，花粉6g，人中黄4.5g。水煎服，每日1剂。主治急性粒细胞白血病。

白血病患者有哪些饮食禁忌

白血病不易治愈众所周知，除了治疗以外好的护理也可以让病情稳定，并且白血病患者在饮食方面也要注意，那么您知道白血病的饮食禁忌吗？

（1）患者需摄入大量的蛋白质。白血病患者应摄入高蛋白饮食，特别是多选用一些质量好、消化与吸收率高的动物性蛋白和豆类蛋白质，如禽蛋、乳类、鱼虾、瘦肉、动物血、动物内脏、豆腐、豆腐脑、腐竹、豆浆等，以补充身体对蛋白质的需要。

（2）白血病患者必须供给充足的维生素和水。研究证明白血病患者必须多吃富含维生素C的蔬菜和水果，这些可以阻止癌细胞生成扩散。摄入大量维生素C，还能增强机体的局部基质抵抗力和全身免疫功能，从而达到控制和治疗癌症的目的。

（3）给患者供给富含铁质的食物。白血病是一种血液性疾病，主要的表现就是贫血、出血、发热，在药物治疗的同时，可适当给患者增加一些富含铁的和具有补血、生血和活血作用的食物。

（4）白血病患者要多餐少食。白血病患者，尤其在化疗过程中，消化系统往往会出现诸多反应，如恶心、呕吐、腹泻等症状，此时可采取少食多餐的进食方法，或在三餐之外，增加一些体积小、热量高、营养丰富的食品。

白血病的饮食护理常识有哪些

良好的饮食对于每个人来讲，都是不可缺少的。对于，白血病患者而言，显得更为重要。然而，很多患者在治疗过程中，由于急于康复，只注重疾病的治疗，这对身体康复是很不利的。为了便于人们有所了解，下面就为大家介绍一下白血病的饮食护理常识。

（1）在白血病的饮食护理常识中，一定要注意患者的饮食禁忌。受疾病的影响，患者一定要远离过于刺激性的食物，如：大葱、姜、蒜等。而且，还要进行少吃过于油腻、海鲜及油炸的食物。

（2）对症护理，是白血病的饮食护理常识之一。一般情况下，受疾病的影响，患者的体内会损耗大量的蛋白质，从而影响了身体的各项功能。因此，对于患者而言，一定要积极补充流失的蛋白质。所以，患者的饮食中，可以常吃一些富含蛋白质的食物，如：各种豆制品、新鲜的蔬菜和水果等。

（3）一般情况下，大多数的白血病患者会出现贫血的症状，而且，随着病情的加重，患者贫血的症状会逐渐加重。因此，患者在进行治疗时，一定要多吃含铁丰富的食物，如：动物的内脏及血、各类豆制品、木耳、蛋类等。

白血病患者易食哪些富含维生素的食物

临床资料证明，恶性肿瘤患者中约有 70% ~ 90% 的人体内有不同程度的维生素缺乏。国外医学研究证明，多吃富含维生素 C 的蔬菜与水果，能阻止癌细胞生成扩散。摄入大量维生素 C，还能增强机体的局部基质抵抗力和全身免疫功能，从而达到控制和治疗癌症的目的。

含维生素C丰富的食物有油菜、雪里蕻、西红柿、小白菜、韭菜、荠菜、山楂、柑橘、鲜枣、猕猴桃、沙棘及柠檬等。维生素A可刺激机体免疫系统，调动机体抗癌的积极性、抵抗致病物侵入机体。含维生素A丰富的食物有胡萝卜、南瓜、蛋黄、动物肝脏、鱼肝油、苜蓿、柿子椒以及菠菜等。

白血病防治调养秘诀

急性白血病明显多于慢性，而且有逐年增加趋势，已成为严重威胁人们生命健康的一种凶险性疾病。那么，白血病患者应该如何做好养生保健呢？白血病的养生保健原则和方法主要有下面几个方面。

（1）预防和避免各种病因。目前认为白血病发病与物理、化学、遗传和生物等因素有关，预防白血病应避免和预防这些因素。

首先要加强劳动防护，减少与射线和毒物的密切接触。某些化学物质有致白血病的可能，尤其是苯及其衍生物可引发白血病，因此在相关行业中如在制鞋业中减少苯的接触和吸入。有些药物如氯霉素、乙双吗啉、乙亚胺等可致白血病发生，细胞毒药物如烷化剂等可引起继发性白血病，应尽量避免使用这些可引起白血病发生的药物。日常生活中应避免居住新装修的房屋，减少使用含有毒化学物质的染发剂和化妆品，尤其是过敏体质及有皮损者尤应避免应用。应多呼吸新鲜空气，避免与有毒气体、杀虫剂、农药等接触。

其次还要加强环境保护，治理环境污染，严格控制工业"三废"的排放，控制毒物及射线的泄漏。目前病毒的致病作用成为研究热点，因此适当锻炼身体，提高抗病能力，避免病毒感染也是预防白血病发病的重要因素。中医学认为"邪之所凑，其气必虚"，清热类和补益类中药在抗病毒方面有优势，一旦发生病毒感染，即可应用中医中药治疗。

某些血液病的部分患者最终可能发展为白血病。如真性红细胞增多症、原发性血小板增多症、骨髓纤维化、骨髓增生异常综合征、阵发性睡眠性血红蛋白尿症、淋巴瘤、多发性骨髓瘤等，特别是在疾病未能较好控制、经过细胞毒药物治疗或使用免疫抑制剂等，转化率增加。另外实体瘤放化疗后继发白血病也逐年增加，因此积极控制相关疾病，尽量避免过度放疗和化疗等也是预防这些疾病转化为白血病的有效措施。

白血病患者在化疗间歇期和病情稳定期，应量力而行，适当运动，以活血通脉、舒筋活络，增强体质，提高抗病能力，同时可促进消化功能，增加食欲。可在睡眠休息充足的条件下，进行户外散步、快走、慢跑，也可打太极拳、八段锦等，或在家里养花草植物，从事轻中度家务劳动。

（2）早发现、早诊断、早治疗，定期巩固强化，坚持维持治疗，避免疾病复发。及时了解白血病的临床表现或体征，一旦发现正常骨髓造血细胞减少，造成红细胞、中性粒细胞、血小板减少等，应及时就医，行血液和骨髓检查，尽快明确诊断，早期治疗。

目前白血病复发是影响患者长期生存的重要因素。白血病复发除了与患者因素、疾病因素有关外，还与患者治疗的依从性密切相关。要正确认识白血病，树立战胜疾病的信心和勇气，按时进行相关治疗，定期进行实验室复查，避免疾病复发。一旦复发，应该积极面对，进行复发的化疗等。目前各种白血病已经有比较成熟的治疗指南和常规治疗方案，总的原则是指南指导下的个体化诊疗措施的实施，应严格按照这些指南和规范进行个体化治疗，才能收到较好效果，避免复发。另外，分子靶向治疗、单抗治疗、免疫治疗等新的疗法涌现，要根据患者病情、治疗情况、经济能力适当应用。

中医药运用扶正补虚类中药，如人参、黄芪、首乌、仙灵脾、天门冬、补骨脂、女贞子、白术等，间断予以一些解毒抗癌中药，如白花蛇舌草、半枝莲、青黛、砷制剂等，以进一步清其余毒，杀灭残留邪毒，可调动自身免疫监视系统，消灭残留的白血病细胞，从而减少白血病的复发，获得长期无病生存。

当然，我们应重视加强宣传教育，提高患者对该病的认识，使他们既认识到白血病治疗的长期性、复杂性以及坚持缓解后治疗的必要性，又要树立患者治疗的信心，克服心理障碍，从精神上战胜疾病。

（3）加强支持治疗，注意防护，避免感染、出血。白血病患者发病时或疾病进展复发时，由于正常骨髓造血细胞减少，造成红细胞、粒细胞、血小板生成障碍，可发生贫血、感染、出血。白血病本身属于消耗性肿瘤疾病，治疗期间由于化疗、造血干细胞移植等，严重影响患者骨髓造血功能、机体免疫力、饮食营养，更易于导致各种感染，加重贫血和血小板减少。因此支持治疗占有非常重要的地位，可以说是白血病治疗的基础，应积极加强支持治疗，注意预防和控制感染、出血，纠正贫血，加强营养支持，必要时应用免疫增强剂提高免疫力。

由于白血病患者免疫力低下时感染的表现不典型，发热往往是唯一表现。在排除白血病代谢性发热、药物热、输血反应等非感染性发热因素时，无任何原因解释的发热，体温大于38℃，持续两小时以上可以临床诊断感染性发热，在积极寻找感染依据如血沉、C反应蛋白、相关体液培养、肺部影像学检查的同时，应尽快根据血液疾病感染的特点、感染部位、病房细菌学监测资料推测可能的致病菌，应用抗感染治疗。一般首先考虑细菌感染，其次是真菌，然后是病毒，最后考虑其他特殊性感染如结核、肺孢子菌、支原体、衣原体等。造血干细胞移植感染的病原菌分布与移植时间有密切关系，因此移植后时间也是鉴别诊断中一项重要的参考依据。

目前公认，白血病患者免疫力低下，在某些特殊情况下应用预防性抗感染治疗是必要的，尤其对长期粒细胞缺乏或处于粒细胞缺乏症接受造血干细胞移植的受者。严重的感染应及时采用经验性治疗，然后根据体液等培养结果调整治疗，进行针对性治疗。对抗感染治疗效果不佳者，要注意抗生素浓度不够、病灶未切开引流、病原菌耐药、二重感染、患者免疫力低下等，及时采取措施处理。

对贫血、血小板低下的患者应酌情输注红细胞、血小板，纠正贫血和出血，要补充营养，维持水盐酸碱平衡，化疗期间水化碱化，保证针对性治疗的进行。

（4）精神生活调理。白血病患者应正确对待自己的病情，避免精神刺激，配合医护人员积极治疗。树立战胜疾病的信心，缓解期适当加强健身活动，不断提高抗病能力，减少复发至痊愈。中医学预防包括未病先防、既病防变两个方面。外宜防御毒邪侵害，尽量避免热毒、温毒、秽浊不洁之水源、污染腐败之食物、电离辐射、药毒损伤，注意环境卫生，适应环境变化。内在精神情志因素对白血病的发生发展亦有着重要的影响。房事不节、疲劳过度都可损耗精气，正气受损则邪气易于侵凌。因此，劳逸适度，节制房事，起居有常，才能有效地防止白血病的复发。白血病患者宜多休息，少操劳，舒畅情志，减轻心理负担及克服悲观情绪，积极配合治疗，对于本病的预后具有积极意义。

在白血病治疗期间，应保持情绪稳定，乐观向上，使机体处于良好状态，所谓："正气存内，邪不可干，精神内守，病安从来。"

（5）饮食调养。白血病患者宜进食清淡又富有高热量、高蛋白、高维生素的高营养饮食，如鲜奶、鸡蛋、瘦猪肉。但不宜吃韭菜、蒜薹、洋葱。少食生冷、油炸、肥腻之品，多吃新鲜水果蔬菜，少吃腌菜或熏烤的肉、鱼等。不抽烟，少喝酒。水果蔬菜一定要反复清洗。可根据病情选用食疗方调养，如龙眼莲子粥、抗白饮、归芪乌鸡汤。

在化疗中，忌食肥甘厚味、生冷辛辣，宜食清淡易消化的食物。临床缓解后，药膳疗法常以补益脾肾为主，可食用鸡蛋、排骨、鲤鱼汤、猪肚等，以增强营养，提高抗病力。可以作为饮食治疗的药物与食物有：人参、党参、太子参、黄芪、白术、山药、芡实、熟地黄、当归、白芍、川芎、紫河车、黄精、麦门冬、莲子肉、乳鸽、乌鸡、甲鱼、羊肉。针对白血病的各种临床表现，选用有助于抗贫血、抗出血、退热、消除淋巴结肿大的食品。抗贫血可用猪肝、香菇、芝麻、蜂乳、黄鱼、花生、海参、鲍鱼、鱼翅等；抗出血可用鲛鱼、木耳、香菇、金针菜、蘑菇、葡萄、藕、荠菜等；发热可用豆豉、葱白、干冬茶、白果、李子、绿豆、大蒜、龟、紫菜等；淋巴结肿大可用芋艿、荔枝、羊肚、牡蛎、文蛤、百合、荸荠、海蜇等。

🩺 六个秘诀帮你远离白血病

（1）远离电离辐射。一般认为此病的发生与电离辐射、某些化学制剂、药物、病毒等因素有关。特别是一些家庭装修材料的有害物质的污染。预防白血病就要尽可能避免接触放射线，包括频繁的X线诊断和放射治疗。避免接触苯、甲醛及其衍生物，如使用含超标苯、甲醛浓度的家庭装修材料、农药、汽油、油漆等。

（2）远离化学药物。尽量避免使用保泰松、氯霉素、沙可来新、环磷酰胺、乙双吗啉等化学药。另外还要注意增强体质，合理膳食，防止病毒感染，减少白血病发生。俗话说"病从口入"，我们每天都要进食以维持人体的正常生命活动，特别是一日三餐。为了防止食入污染的蔬菜、水果，食用之前应先洗干净，并要用足够的时间进行浸泡。能去皮的蔬菜和水果一定要尽量去皮，最大限度地去除残留农药化肥的污染，防止血液病的发生。

（3）饮食一定要注意。应粗细搭配，营养丰富，比如适量食用瘦肉类、动物肝脏、豆类、海带、发菜、木耳、香菇等富含铁的食品可预防缺铁，适量食用富含叶酸、维生素 B_{12} 的食物，如绿色新鲜蔬菜、水果，动物肝脏、肾也可以预防巨幼细胞贫血。

（4）提早重视"蛛丝马迹"。出现这些症状要注意：超过一周以上的发热和感染；不断加重的贫血；原因不明的皮肤或齿龈等处的出血；出现颈部、腋下、腹股沟淋巴结肿大。

（5）不要乱用药。目前治疗白血病的方法很多，相当多的患者都得到了完全缓解和长期无病生存甚至治愈，作为患者和家属切勿在治疗中乱施药物。

（6）骨髓移植并非万能。在临床中，发现有的患者会陷入误区。治愈白血病必须骨髓移植。骨髓移植存在着花费大、早期死亡率高、复发等许多问题。根据临床经验，认为并非每位患者都有必要进行移植。